Burkhard Hickisch

Der APFELESSIG-EFFEKT

Für mehr Energie, Gesundheit und strahlenden Glow

Reduziert Blutzuckerspitzen und stärkt den Darm

Inhalt

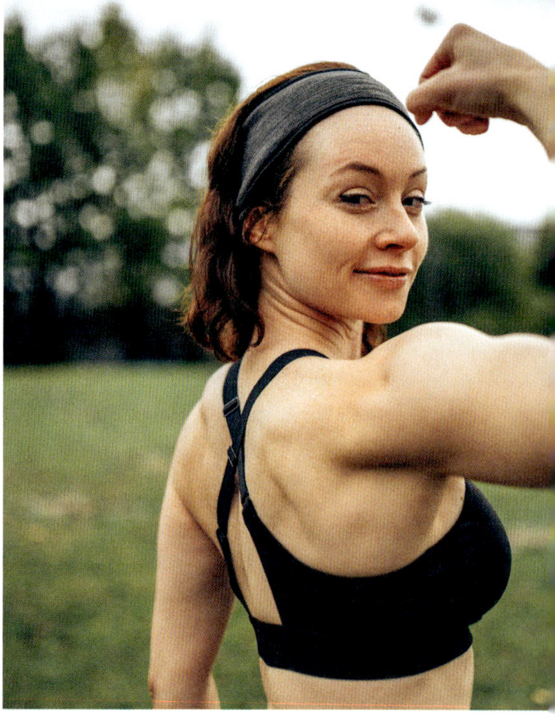

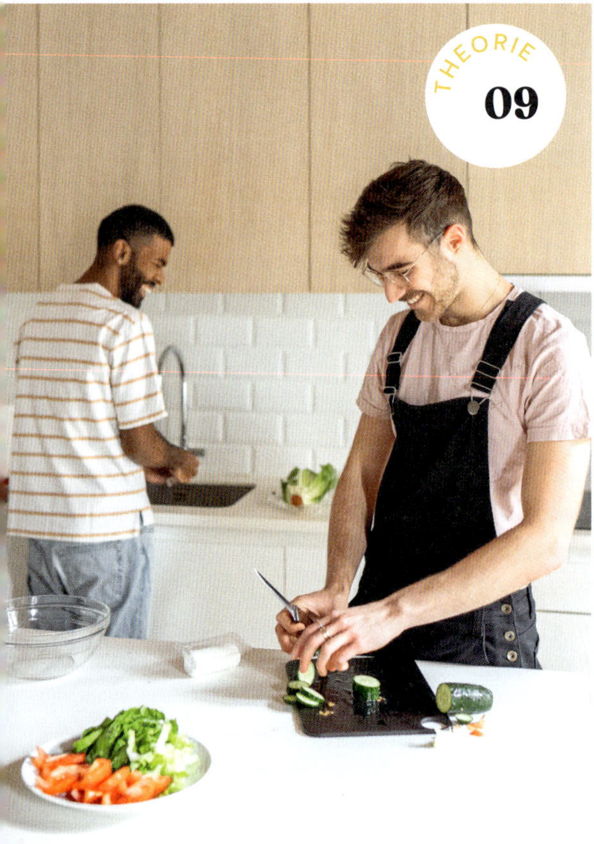

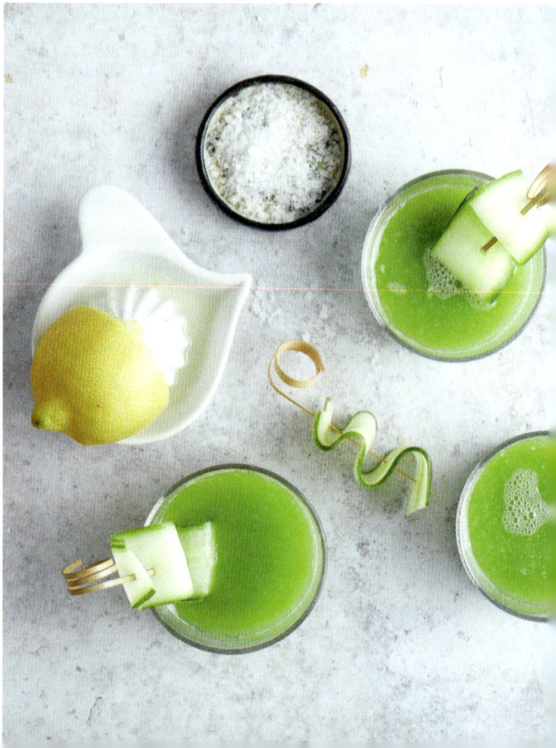

Theorie

Praxis

Service

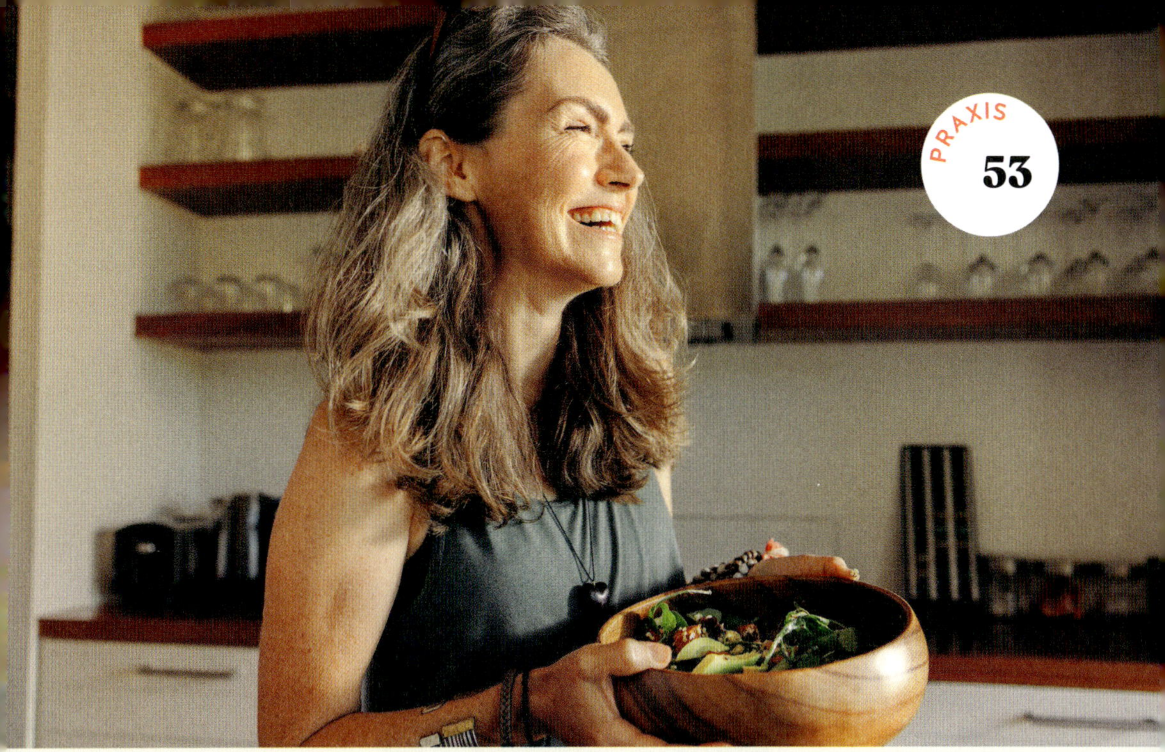

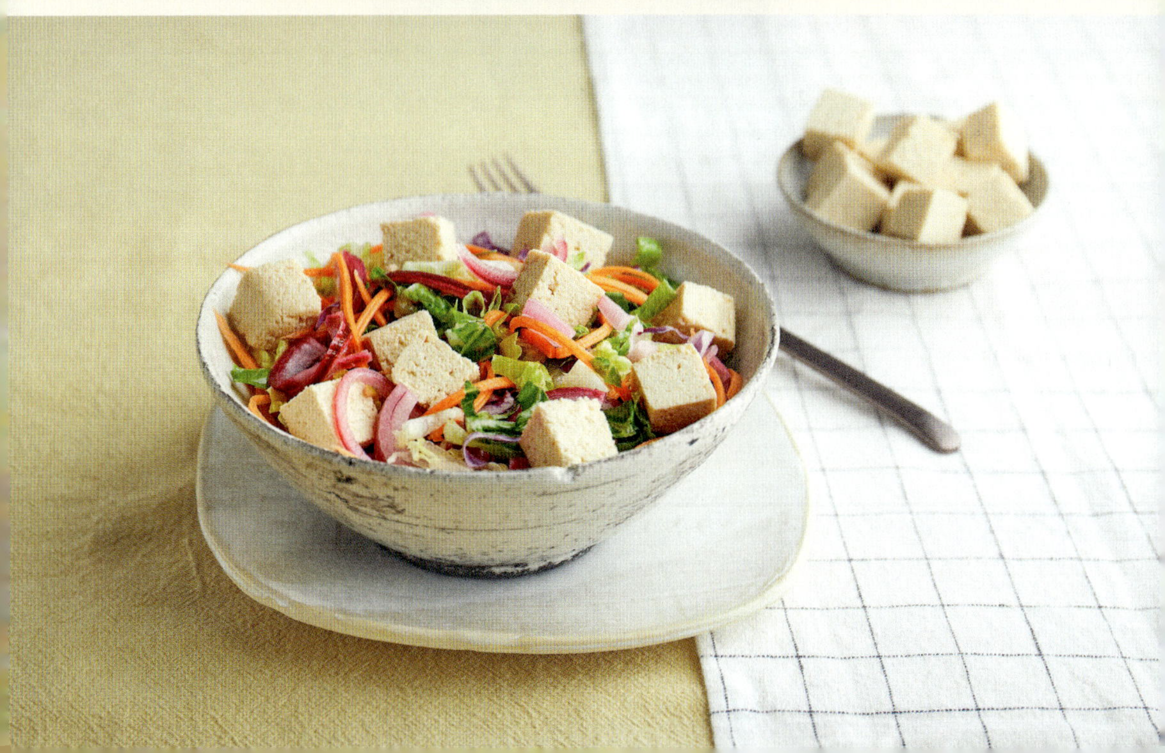

»Apfelessig ist ein treuer Gesundheitsbegleiter für jeden Tag. Lassen Sie sich von der Vielfalt seiner Anwendungsmöglichkeiten und seiner wohltuenden Wirkung überraschen!«

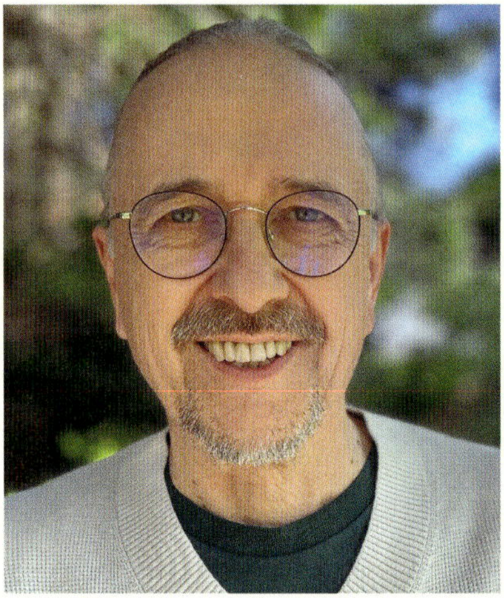

BURKHARD HICKISCH

ist »Ernährungsinnovator« der ersten Stunde. Mit seiner Arbeit und seinen unter anderem bei Gräfe und Unzer erschienenen Büchern trägt er dazu bei, die grundlegende Bedeutung des Pflanzengrüns (etwa in Form von grünen Smoothies und Staudenselleriesaft) in der täglichen Ernährung populär zu machen. Eine vorwiegend pflanzenbasierte Nahrung ist für ihn die beste Gesundheitsvorsorge. So hilft er Menschen, »grüner« zu essen und konkrete Schritte zu einer individuellen Ernährungsumstellung zu tun – ob mit Detoxtipps oder Fastenbegleitung.

Noch ein Buch über den Apfelessig? Apfelessig ist wahrlich kein neues Thema. Es wurden schon viele Bücher über seine Vorzüge geschrieben und er erlebt seit Jahren eine anhaltende Renaissance. Als altes Hausmittel, das von innen und außen angewendet und sogar selbst hergestellt werden kann, hat er unzähligen Menschen dabei geholfen, aktiv ihre Gesundheit zu verbessern.

Dennoch hat ein wichtiger Faktor bislang nur wenig Aufmerksamkeit erfahren: Die Gärung, durch die der Apfel zum Essig wird, ist ein natürlicher Vorgang, bei dem wertvolle Mikroorganismen – sogenannte Probiotika – entstehen. Grundsätzlich stellen Probiotika eine wichtige Lebensgrundlage dar, denn ohne sie wären wir nicht in der Lage, die aufgenommene Nahrung korrekt zu verstoffwechseln.

Der (selbst gemachte) naturtrübe, nicht pasteurisierte Apfelessig in Bioqualität bietet uns die Möglichkeit, lebenswichtige Probiotika bequem, zuverlässig und preiswert zu uns zu nehmen – jeden Tag, in kleiner Menge und ohne großen zeitlichen und finanziellen Aufwand, denn wir brauchen dafür kein neues Gerät in der Küche.

Bestimmt ist Ihnen schon einiges über den Apfelessig zu Ohren gekommen und vielleicht nutzen Sie ihn bereits auf die eine oder andere Weise. Ich würde mich freuen, wenn dieses Buch dazu beitragen würde, dass Sie sich von Kopf bis Fuß (neu) in ihn verlieben!

Burkhard Hickisch

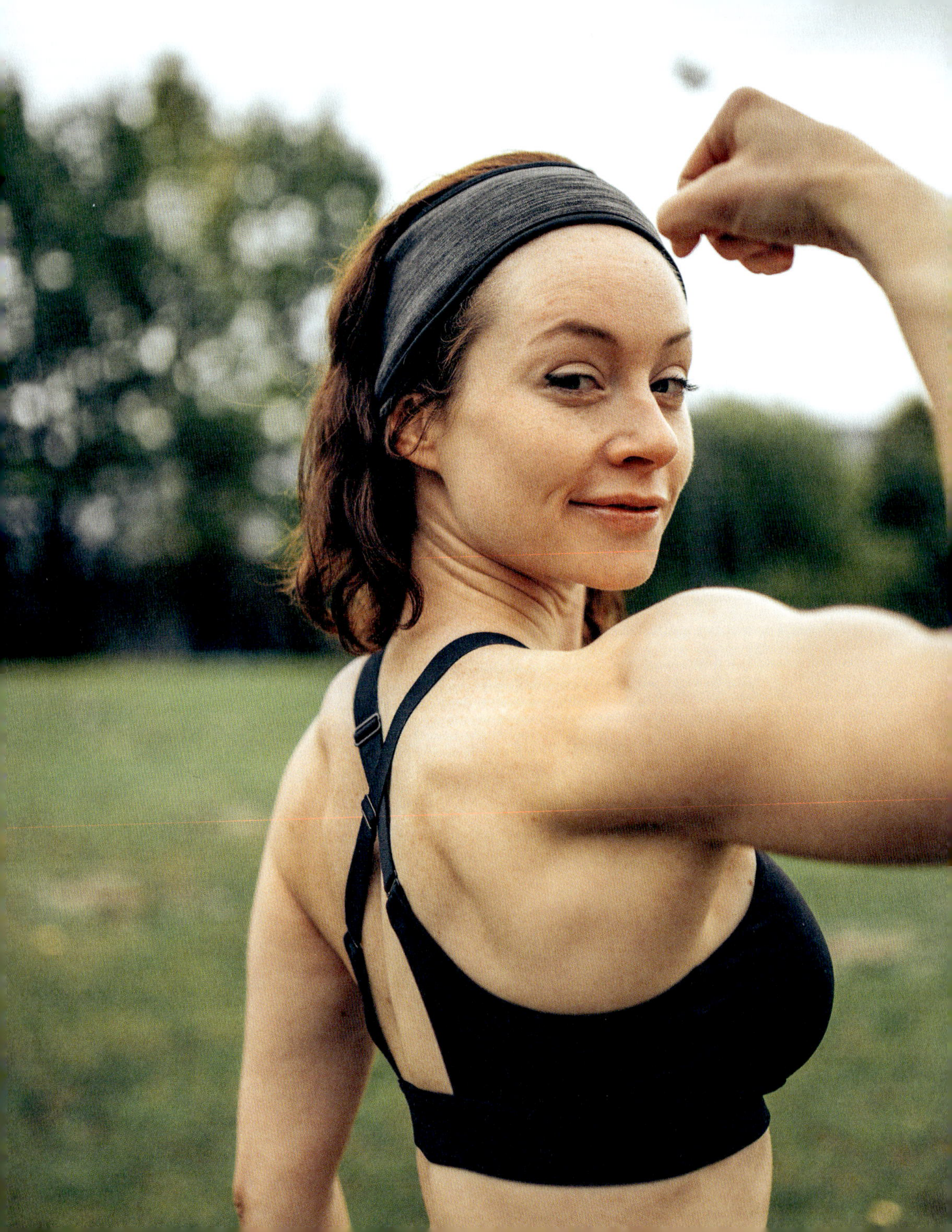

Saure Power

Naturtrüber, nicht pasteurisierter Apfelessig kann mit vielen Vorzügen punkten und bringt zum Beispiel Stoffwechsel und Verdauung in Schwung. Zu den Trümpfen, die er ausspielen kann, gehören auch die bei der Fermentation entstehenden Probiotika.

Alles (rund um den) Essig!

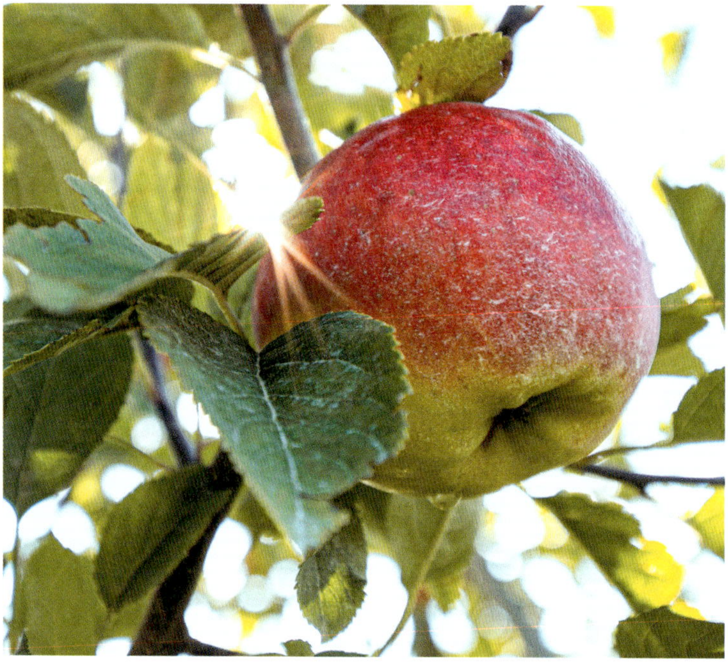

Der Apfelessig ist ein jahrtausendealtes Kulturgut. Er ist natürlich eine ebenso wichtige wie beliebte Zutat in der Küche, aber vor allem ist er ein »Hausmittel« im allerbesten Sinne. Denn der Apfelessig kann nicht nur zu Hause aufbewahrt, sondern auch mit einfachen Mitteln zu Hause hergestellt werden.

Vom Hausmittel zum Superfood

Das Prädikat »Hausmittel« spricht für sich. Dieser Begriff besagt, dass es sich um ein Mittel handelt, das so gut wie jeder im Haus hat. Und wir haben es deshalb im Haus, weil es vielfältig einsetzbar ist und erfahrungsgemäß gut wirkt. Außerdem ist ein Hausmittel ein Kulturprodukt, das sich auf natürliche Weise entwickelt hat. Die Erfahrungen werden von Generation zu Generation weitergegeben und es wird von Jung und Alt benutzt. Manchmal kann es passieren, dass ein Aspekt eines Hausmittels ins Bewusstsein tritt, dem bislang noch keine allzu große Aufmerksamkeit geschenkt wurde.

EINE STEILE DIGITALE KARRIERE

Da das allgemeine Körper- und Ernährungsbewusstsein in letzter Zeit enorm gestiegen ist, war es kein Wunder, dass das alte Hausmittel Apfelessig wiederentdeckt wurde – und zwar in erster Linie von der gesundheits- und schönheitsbewussten jüngeren Generation. Durch die Verbreitung der Informationen im Internet machte der Apfelessig eine steile Karriere in den digitalen Medien. Es waren gerade die persönlichen Erfahrungsberichte, kommuniziert von Mensch zu Mensch, die viele davon überzeugt haben, das »Wundermittel« selbst auszuprobieren.

SUPERFOOD DANK PROBIOTIKA

Und es stimmt: Apfelessig ist in der Tat ein Superfood! Aber nicht (nur) wegen der vielen bekannten Anwendungen und Wirkungsweisen, zum Beispiel als Verdauungshelfer oder Immunsystembooster, die bislang im Vordergrund gestanden hatten *(siehe Seite 38–44)*. Naturtrüber, nicht pasteurisierter Apfelessig ist gewissermaßen das »Superfood der Superfoods«, weil er uns in verdünnter Form als Apfelessig-Wasser täglich das Lebensmittel schlechthin zur Verfügung stellt: Probiotika, lebendige Mikroorganismen, ohne die kein höheres Leben möglich ist. Freuen Sie sich also darauf, in diesem Buch etwas mehr über die Probiotika zu erfahren, die bei der Essigfermentation entstehen. Es ist zu vermuten, dass sie eine der Kräfte hinter den vielen segensreichen Anwendungsmöglichkeiten und gesundheitlichen Wirkungen des Apfelessigs sind, und in diesem Gesundheitsratgeber werden Sie erfahren, was Sie mit diesem wunderbaren Naturprodukt so alles anstellen können. Er bietet grundlegende Informationen rund um den Apfelessig und seine Wirkungen, Erfahrungsberichte und viele, teils überraschende Rezepte und Rezepturen *(ab Seite 72)*.
Lassen Sie sich inspirieren von den vielen inneren und äußeren Anwendungsmöglichkeiten des Apfelessigs und von seiner einzigartigen »sauren Power«!

Mensch und Essig – eine (fast) unendliche Geschichte

Einer durfte in den Vorratsschränken menschlicher Zivilisationen in aller Welt niemals fehlen: der Essig! Bekannt ist seine Verwendung schon seit über 6000 Jahren. Seither dient er uns als Würze, zum Haltbarmachen von Lebensmitteln, als Getränk und natürliches Heilmittel.

Die Babylonier konservierten ihre Jagdbeute in Essig.

Die Ägypter tranken Hequa, ein essigsaures Bier.

Die Phönizier stillten ihren Durst mit Shekar, einem Getränk aus Apfelessig.

Hippokrates von Kos, der Vater der westlichen Medizin, empfahl Essig und Honig als allgemeines Gesundheitselixier.

Zur Blütezeit des Römischen Reichs galt Essigwasser als Erfrischungsgetränk. Die römischen Soldaten tranken Posca aus ihrer Feldflasche.

4000 v. Chr. | 2000 v. Chr. | 1000 v. Chr. | 500 v. Chr. | Christi Geburt

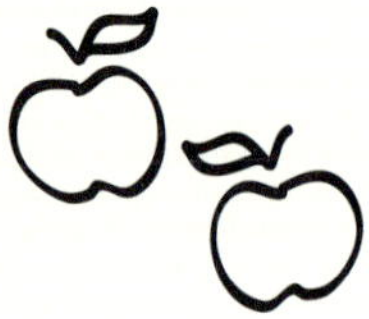

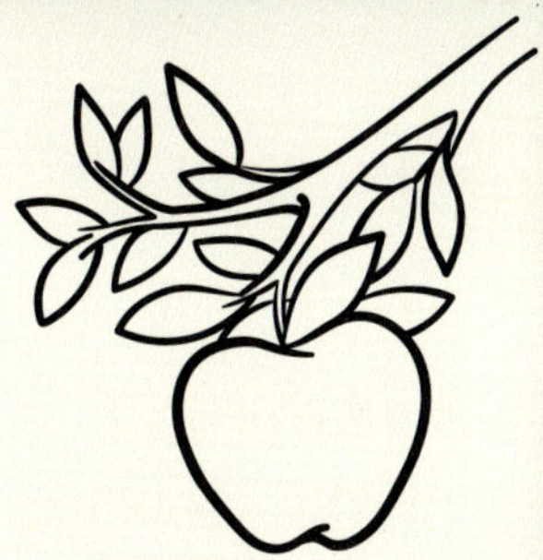

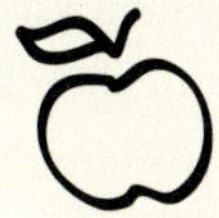

200 n. Chr.: In der Traditionellen Chinesischen Medizin wird Essig zum Stoppen von inneren Blutungen, zum Ausscheiden von Giftstoffen, zum Lösen von Verstopfungen und zum Beseitigen von Würmern verwendet.

1350: Im Mittelalter wurde Essig gegen die Pest eingesetzt: zur Desinfektion des Körpers und Stärkung der Abwehr von innen.

1700: Bei den amerikanischen Siedlern galt Apfelessig als das beste Mittel gegen Lungenentzündung. Im 18. Jahrhundert wurde Apfelessig auch als Deodorant benutzt.

1900: Innerhalb der Ärzteschaft findet Apfelessig immer mehr Anerkennung als natürliches Heilmittel.

1918: Der Apfelessig gilt als allgemeines Hausmittel zur inneren und äußeren Anwendung bei Beschwerden aller Art.

Heute: Apfelessig avanciert zum Superfood und findet breite Anwendung bei allen, die Wert auf Gesundheit und Wohlbefinden legen.

Solange es Äpfel gibt,
wird es auch Apfelessig geben!

Kurz und knapp: Die Geschichte des Essigs

Der Essig hat eine lange Geschichte, die viele Jahrtausende zurückreicht, denn er ist ein Naturprodukt, das auf natürlichem Wege durch Gärung entsteht. Im Laufe ihrer Entwicklungsgeschichte haben die Menschen schließlich immer mehr Möglichkeiten entdeckt, den Essig zu nutzen – sei es als Getränk, als Würzmittel, zum Haltbarmachen von Lebensmitteln oder zur Desinfektion *(siehe Seite 12–13)*.

VON DER WILDEN ZUR GEZIELTEN FERMENTATION

Da Essig bei der Fermentation alkoholischer Getränke entsteht, ließ man früher dem natürlichen Prozess einfach seinen Lauf, bis sich Fruchtzucker in Alkohol und Alkohol in Essig verwandelt hatte.
Eine gezielte Herstellung von Essig gibt es erst seit Mitte des 19. Jahrhunderts, nachdem man entdeckt hatte, dass bestimmte Mikroorganismen für diesen Gärungsprozess verantwortlich sind. Kein Geringerer als der Wissenschaftler Louis Pasteur (1822–1895) wies nach, dass ein Zusammenspiel von säuernden Bakterien und fermentiertem Wein (zum Beispiel aus Äpfeln) zur Essigherstellung notwendig ist. Daraufhin stand einer industriellen Produktion nichts mehr im Wege.

DER ESSIG ALS NATÜRLICHES HEILMITTEL

Im 20. Jahrhundert entdeckte auch die Medizin speziell den Apfelessig als Heilmittel bei Verdauungsproblemen und zum Abtöten schädlicher Bakterien und Pilze. In den Sanatorien gab es den sogenannten Honigessig oder Oxymel. Bei diesem beliebten natürlichen Heilmittel handelte es sich um mit Wasser verdünnten Apfelessig mit Honig, den die Kurgäste aufgrund seiner wohltuenden Wirkung gern tranken.

BIO UND NICHT PASTEURISIERT

Auch heute empfehlen viele gesundheitsbewusste Ärztinnen und Ärzte ihren Patientinnen und Patienten wieder, regelmäßig verdünnten Apfelessig zu trinken, da er viele positive gesundheitliche Eigenschaften besitzt *(siehe Seite 38–44)*. Die Voraussetzung dafür ist, dass er aus Äpfeln aus biologischem Anbau hergestellt und nicht pasteurisiert wird.

Der Apfel im Spotlight

Mit der Renaissance des Apfelessigs rückt auch der Apfel als heimisches Obst wieder in den Fokus. Er war in den letzten Jahrzehnten in den Hintergrund getreten, da den exotischen Importfrüchten in den Supermärkten immer mehr Regalplatz eingeräumt wurde. Die Fortschritte beim Obstanbau und in der Logistik trugen dazu bei, dass wir heute das

VITAMINGEHALT DES ROHEN APFELS

VITAMINE	JE 100 GRAMM VERZEHRBARER ANTEIL
Vitamin A (Ret.-Aktiv.-Ä., RAE)	3 Mikrogramm
Vitamin E (Tocopherol-Äquivalent)	0,5 Milligramm
Vitamin B_1 (Thiamin)	0,04 Milligramm
Vitamin B_2 (Riboflavin)	0,03 Milligramm
Vitamin B_3 (Niacin)	0,33 Milligramm
Vitamin B_5 (Pantothensäure)	0,10 Milligramm
Vitamin B_6 (Pyridoxin)	0,10 Milligramm
Biotin	5 Mikrogramm
Folsäure	5 Mikrogramm
Vitamin C	12 Milligramm
Vitamin K	6 Mikrogramm

Quelle: Elmadfa et al.: *Die große GU Nährwert-Kalorien-Tabelle 2026/27*

MINERALSTOFF- UND SPURENELEMENTGEHALT DES ROHEN APFELS

MINERALSTOFFE & SPURENELEMENTE	JE 100 GRAMM VERZEHRBARER ANTEIL
Natrium	3 Milligramm
Kalium	122 Milligramm
Kalzium	7 Milligramm
Phosphor	12 Milligramm
Magnesium	6 Milligramm
Eisen	0,5 Milligramm
Jod	0,8 Mikrogramm
Fluor	0,01 Milligramm
Zink	0,04 Milligramm
Kupfer	0,05 Milligramm
Mangan	0,04 Milligramm
Chrom	4,1 Mikrogramm
Selen	1,4 Mikrogramm

Quelle: Elmadfa et al.: *Die große GU Nährwert-Kalorien-Tabelle*

ganze Jahr über Zugriff auf ein breites Angebot an Früchten aus aller Welt haben. Allerdings wird der globale Transport wegen des hohen Energieverbrauchs immer kritischer gesehen. Die Schlagworte »regional« und »saisonal« finden zunehmend Gehör: Mehr und mehr Menschen kaufen Produkte, die in ihrer unmittelbaren Umgebung wachsen.

GRUNDNAHRUNGSMITTEL UND NÄHRSTOFFLIEFERANT

Der Apfel ist ein erstklassiges Obst, das praktisch überall auf der ganzen Welt in mehr als 20 000 Sorten wächst. Er lässt sich gut lagern und transportieren und nicht zuletzt einfach und sauber von Hand verzehren. Neben diesen erfreulichen äußeren Eigenschaften hat er auch enorme innere Qualitäten, denn im Apfel ist tatsächlich ein Großteil der Stoffe enthalten, die der Mensch braucht, um gesund, leistungsfähig und glücklich zu sein. Wohlgemerkt: Dies gilt für rohe Äpfel, es gilt nicht für Apfelmus oder Apfelkuchen. Mit leichten Unterschieden pro Apfelsorte enthalten besonders Äpfel aus biologischem Anbau im rohen, ungeschälten Zustand viele gesunde Vitamine, Mineralstoffe und Spurenelemente, wie die Tabellen zeigen.
Neben diesen wertvollen Inhaltsstoffen verfügt der Apfel über eine Vielfalt an Enzymen, die als Katalysatoren für unsere Verdauung und unseren Stoffwechsel unerlässlich sind. Auch sein hoher Gehalt an Pektin ist für uns von Bedeutung, da Pektin ein ausgezeichneter löslicher Ballaststoff ist, von dem sich die Mikroorganismen in unserem Darm ernähren, von denen im nächsten Kapitel noch die Rede sein wird *(siehe Seite 22)*.

In diesem Zusammenhang sollten wir auch nicht vergessen, dass der Apfel eine ausgezeichnete Wasserquelle ist, denn er besteht zu 85 Prozent aus Wasser. Das Wasser, das in rohem Obst und Gemüse enthalten ist, hat von Natur aus eine lebendige Qualität und ist der beste Flüssigkeitslieferant überhaupt. Je mehr wasserhaltige Rohkost wir essen, desto weniger zusätzliche Flüssigkeit müssen wir aufnehmen. Dies ist einer der Gründe, weshalb wir uns gern einen Apfel als Reiseproviant oder für die kleine Pause zwischendurch einstecken.

ALTE APFELSORTEN

Alte Sorten sind robust und ans lokale Klima angepasst. Trotzdem werden sie nur noch selten angebaut, da sich moderne Züchtungen wie »Elstar« oder »Jonagold« besser zur Massenproduktion eignen. Es gibt jedoch Bestrebungen, sie zu erhalten und wieder zu verbreiten. Bekannt sind »Roter Berlepsch«, »Kaiser Wilhelm« und »Goldparmäne«.

REHABILITATION DES APFELS

Im christlichen Abendland hatte der Apfel traditionell keinen guten Ruf. Man aß ihn, aber man mochte ihn nicht wirklich. Ich glaube, es ist kein Zufall, dass sich der Apfel ausgerechnet in unseren modernen und aufgeschlossenen Zeiten wieder größerer Beliebtheit erfreut. Er schmeckt hervorragend, ist in vielen Geschmacksvarianten erhältlich und schon Babys lieben ihn in geriebener Form, bevor sie eigene Zähne bekommen. Die Beliebtheit des Apfelessigs hat auch das Ausgangsprodukt wieder ins allgemeine Bewusstsein gebracht. Deshalb stellen wir erleichtert fest: Das beste Obst wächst direkt vor unserer Haustür!

Auf unserer Skala der wertvollen Lebensmittel bekommt der Apfel also die volle Punktzahl. Dennoch reicht es nicht aus, möglichst immer und überall rohe Äpfel zu essen. Was ist also das Besondere am Apfelessig? Warum heißt dieses Buch *Der Apfelessig-Effekt* und nicht einfach *Die Vorzüge des heimischen Apfels*? Um diese Frage zu beantworten, müssen wir uns anschauen, was passiert, wenn der Apfel zum Apfelessig wird. Was geschieht bei der Fermentation? Nun, so viel kann ich verraten: Das Beste kommt noch!

Magie der Fermentation

Das Wort »fermentieren« kommt vom Lateinischen *fermentare* und bedeutet »gären«. Allgemein gesprochen werden im Prozess der Gärung Lebensmittel durch Mikroorganismen, die überall in der Umwelt vorkommen und für unser Auge unsichtbar sind, in ihrer chemischen Struktur verwandelt.

EIN ZERFALLSPROZESS

Im Umfeld der Natur ist die Gärung ein Zerfallsprozess. Zu den Mikroorganismen, die an Gärprozessen beteiligt sein können, gehören zum Beispiel auch Milchsäurebakterien.

Unter dem Mikroskop zeigen sich Kraft und Lebendigkeit des nicht pasteurisierten Apfelessigs

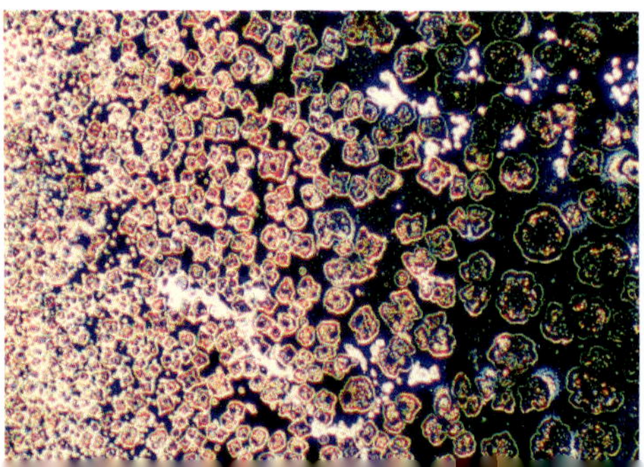

Erhitzter Apfelessig wirkt in der Mikroskopaufnahme denaturiert, leblos und unappetitlich

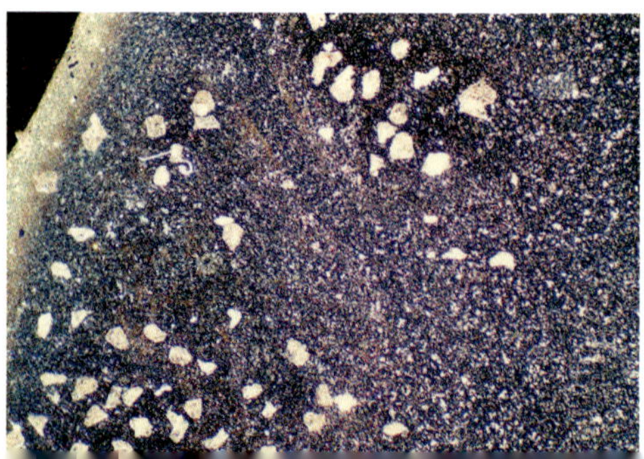

Bei der Herstellung von milchsaurem Gemüse etwa fermentieren sie die enthaltenen Kohlenhydrate und produzieren dabei Milchsäure, die das Gemüse haltbar macht. Die Essigherstellung beginnt damit, dass Hefen, die ebenfalls zu den Mikroorganismen gehören und bei der Fermentation mitwirken, den Fruchtzucker im Apfel in Alkohol verwandeln. Danach treten die Essigsäurebakterien auf den Plan und verwandeln ihn in Essig. Der Mensch kontrolliert diese natürlichen Vorgänge durch gezielte Fermentation in Einmachgläsern und Gärgefäßen wie dem Sauerkrauttopf oder bei der industriellen Herstellung in Gärtanks. Der durch Fermentation entstandene Essig enthält Mikroorganismen, die als Probiotika die Gesundheit von Magen und Darm unterstützen können.

DIE ROLLE DER PROBIOTIKA

Was ist nun der Apfelessig-Effekt? Eine probiotische Wirkung vermag der Apfel nur zu erzielen, wenn er fermentiert wird. Das Entscheidende sind die Probiotika, die bei der natürlichen Gärung entstehen, weniger die Inhaltsstoffe des Ausgangsprodukts. Der Prozess der Gärung ist also ein Schöpfungsakt, bei dem Mikroorganismen entstehen und sich vermehren, um uns im wahrsten Sinne des Wortes am Leben zu erhalten. Es geht sogar so weit, dass wir ohne hilfreiche Einzeller keinen Stoffwechsel betreiben könnten *(siehe Seite 24–25)*. Deshalb sind fermentierte Lebensmittel, bei denen die enthaltenen Mikroorganismen nicht durch Erhitzen (Pasteurisation) abgetötet wurden, so gesund.

LEBEN UND GELEBT WERDEN

Wir Menschen denken immer, dass wir alles unter Kontrolle hätten (oder haben müssten). Dabei lautet eine Wahrheit unserer Existenz: Wir leben nicht nur aus einem eigenen inneren Antrieb heraus, sondern werden auch durch das für uns nicht sichtbare Wirken kleinster Lebewesen gelebt, die in uns entstehen und vergehen. Wir werden von Wesen gelebt, die wir beherbergen, ohne sie zu kennen. Wenn es uns gut geht, ist das auch das Ergebnis ihrer segensreichen Arbeit für uns, deren Wirkung wir auf diese Weise wahrnehmen können. Wir sind ein Teil des Großen und Ganzen und gleichzeitig darin aufgehoben. Ein wirklich schöner Gedanke!

Die industrielle Herstellung

Es gibt zwei Möglichkeiten, an Apfelessig zu kommen: Sie können ihn entweder selbst machen *(siehe Seite 70)* oder kaufen. Sollten Sie sich dafür entscheiden, Ihren Apfelessig zu kaufen, achten Sie auf Bioqualität und greifen Sie zu naturtrübem, nicht pasteurisiertem Essig.

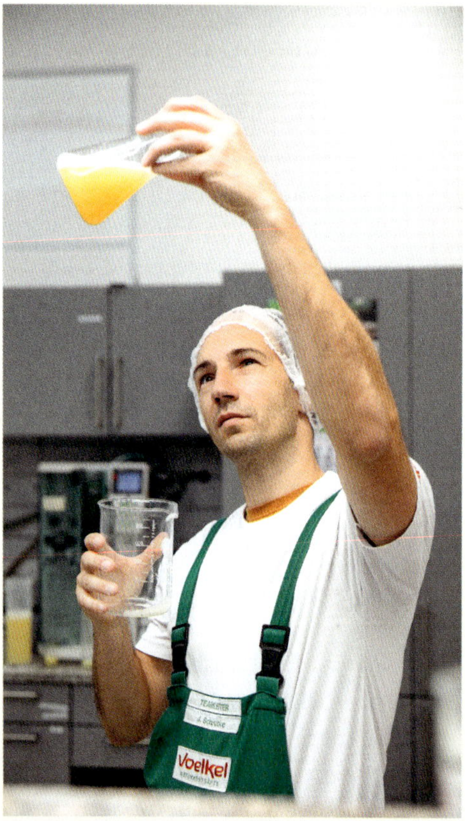

Um eine gleichbleibend hohe Qualität zu garantieren, wird die Fermentation streng überwacht

Ein Hersteller, der diese hohen Qualitätsansprüche erfüllt, ist die Bio-Safterei Voelkel. Ihr biologischer Apfelessig ist Demeter-zertifiziert und nicht pasteurisiert. Doch wie sieht die industrielle Herstellung von Apfelessig eigentlich aus? Das Familienunternehmen beschreibt den Herstellungsprozess so:

01 BIOÄPFEL

»Für einen hochwertigen Apfelessig werden bei uns ausschließlich Äpfel in Bio- und Demeterqualität verwendet. Eine möglichst große Sortenvielfalt sorgt dabei für das besondere, ausgewogene Aroma.

02 DIREKTSAFT

In der hauseigenen Mosterei werden die knackigen Äpfel zu frischem Direktsaft verarbeitet, es wird also kein fertiger Saft eingekauft. Durch die hohe Rohwarenqualität und die direkte Verarbeitung kommt schließlich beim

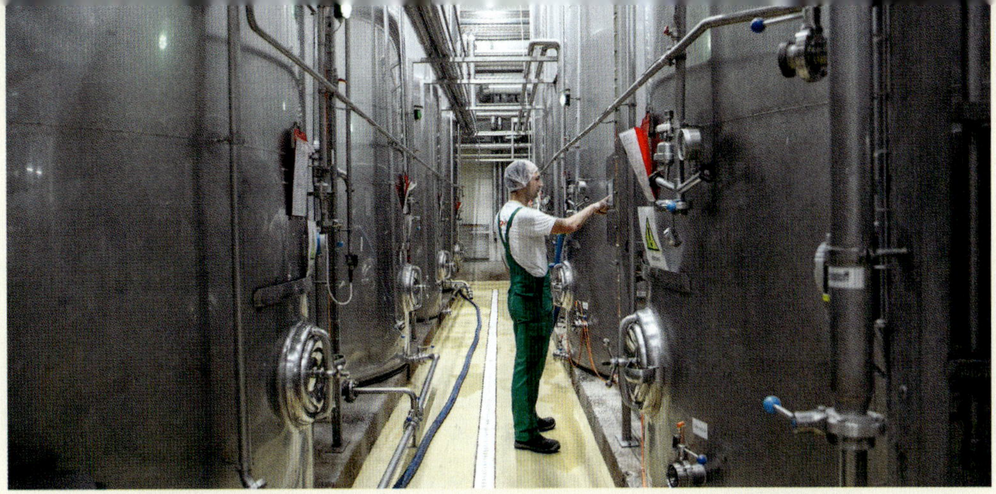

In den großen Gärtanks herrschen optimale Bedingungen für die Fermentationsarbeit der Mikroorganismen

Essig der Apfelgeschmack in optimaler Weise zur Geltung.

03 APFELWEIN

Der pure Direktsaft wird anschließend mit Hefen versetzt und zu aromatischem Apfelwein vergoren. Danach bekommt der Wein eine Ruhezeit, damit die bei der Vergärung entstehende Kohlensäure verfliegt.

04 ESSIGGÄRUNG

Unter Zugabe von Essigsäurebakterien wird der Wein schließlich kontrolliert zu Essig weiterverarbeitet. Essigsäurebakterien und Sauerstoff verwandeln den im Wein enthaltenen Alkohol in Essigsäure: Der Wein wird zu Essig.

05 RUHEZEIT

Für den bestmöglichen Geschmack wird dem fertigen Essig danach erneut etwas Zeit zum Ruhen gegeben. Dabei reift er noch ein wenig nach, bis auch der Restalkohol komplett abgebaut ist. Die Nachreife nimmt dem Essig ein wenig die Schärfe und sorgt so für einen besonders milden und runden Geschmack.

06 ABFÜLLUNG

Zuletzt wird der Essig ungefiltert und nicht pasteurisiert in Flaschen gefüllt. Neben dem Aroma bleiben dabei auch die lebendigen Mikroorganismen erhalten.«

Die Kraft der Probiotika

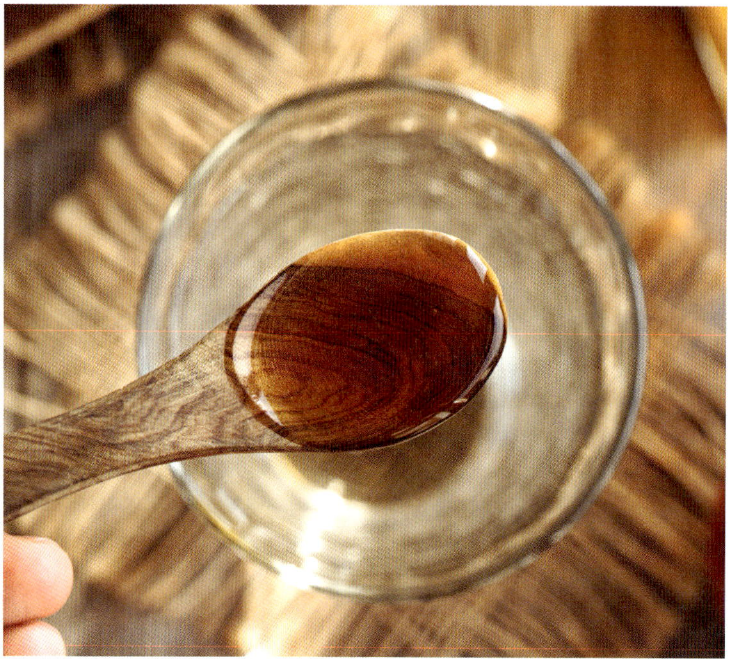

Als »Probiotika« werden die lebendigen Mikroorganismen bezeichnet, die wir zum Leben brauchen. Man kann oft hören oder lesen, Probiotika seien Mikroorganismen, die einen »positiven Einfluss« auf die menschliche Gesundheit hätten. Doch diese Darstellung wird ihrer wahren Bedeutung nicht gerecht.

Was sind Probiotika?

Der Begriff »Probiotika« bedeutet »für das Leben« und setzt sich aus dem lateinischen Wort *pro* (»für«) und dem griechischen Wort *bios* (»Leben«) zusammen. Ohne Probiotika geht im Körper nichts. Ohne ihre Mithilfe gäbe es kein menschliches Leben. Unser ganzer Stoffwechsel hängt von ihnen ab, denn ohne ihre aktive Unterstützung wären wir nicht in der Lage, auch nur einen einzigen Bissen Nahrung zu verdauen.

Daher ist auch das Erste, was bei Säuglingen nach der Geburt passiert, die Besiedelung ihres Darms mit Mikroorganismen, die sie einatmen oder mit der Muttermilch aufnehmen. Nach und nach werden auf diese Weise ganze Kulturen von Mikroorganismen von den Eltern und Geschwistern auf die Kinder übertragen. Neugeborene haben häufig Verdauungsprobleme, weil sie noch nicht über die nötigen Mikroorganismen verfügen, damit ihr Darm problemlos arbeiten kann.

In diese Welt hineingeboren zu werden, bedeutet, in ein Universum von Mikroorganismen einzutauchen, die das Leben erst ermöglichen beziehungsweise ein integraler Bestandteil davon sind.

EIN KLEINER ABSTECHER IN DIE VORZEIT

Die Evolutionstheorie geht davon aus, dass die ersten Lebewesen, die auf unserer Erde in der »Ursuppe« entstanden, kleine Einzeller waren und sich das höhere Leben des Pflanzen- und Tierreichs aus diesen ersten Mikroorganismen entwickelt hat. Im Laufe der Jahrmillionen wurde das Leben immer komplexer und spezialisierter, jedoch ohne dass dadurch die einfachen Grundelemente verschwanden, aus denen alles besteht. Das Komplexe besteht aus dem Einfachen, doch das Einfache ist immer zuerst da und existiert im Komplexen weiter. Interessanter Nebeneffekt: Wenn wir die Vielfalt der Formen, das Komplexe und Spezialisierte intuitiv in der Gesamtheit fühlen und begreifen, ist am Schluss alles wieder einfach.

Im Praxisteil geht es daher ab *Seite 64* darum, wie Sie den naturtrüben, nicht pasteurisierten Apfelessig bei der Babypflege einsetzen können, um eine erfolgreiche Erstbesiedelung mit lebenswichtigen Mikroorganismen zu fördern.

EIN TEAM AUS MENSCH UND MIKROORGANISMEN

Führen Sie sich bitte folgende Tatsache vor Augen: Ein erwachsener Mensch hat bis zu 2 Kilogramm Mikroorganismen im Darm, das heißt, er oder sie wird von bis zu 100 Billionen Einzellern besiedelt. Schreibt man dies als Zahl aus, sind das unvorstellbare 100 000 000 000 000! Diese Zahl übersteigt die Menge all unserer Körperzellen um das Zehnfache. Und selbst ein 80-jähriger Mensch lebt im Vergleich dazu auch »nur« 2 522 880 000 Sekunden!
Allerdings tummeln sich in diesem gigantischen Mikrobenpool nicht ausschließlich nützliche Bakterien, Pilze und Hefen, sondern auch weniger günstige Gesellen, die uns die Verdauung und damit das Leben schwer machen können. Die Kraft der Probiotika besteht nun darin, für ein gesundes Mikrobiom im Darm und damit einen Stoffwechsel zu sorgen, in dem sich Assimilation (Aufnahme) und Elimination (Ausscheidung) die Waage halten. Gerät dieses Gleichgewicht in Schieflage, reagiert der Körper mit Beschwerden und Krankheiten – und zwar in erster Linie, um auf diese Schieflage aufmerksam zu machen. Darüber hinaus haben aktuelle Studien ergeben, dass eine vielfältige Darmflora auch eine der Voraussetzungen dafür zu sein scheint, dass Krebstherapien anschlagen. Ein verkümmertes Mikrobiom macht also nicht nur krank, sondern verhindert oftmals auch die Heilung. Von daher heißt es nicht zu Unrecht: »Die Gesundheit beginnt und endet im Darm!«

Wie wirken Probiotika?

Sie können sich diese hilfreichen Mikroorganismen wie winzig kleine Werkzeuge vorstellen, die zusammen mit den Enzymen die menschliche Verdauung unterstützen. Sie greifen auf molekularer Ebene ein, wo sie als Katalysatoren wirken und dabei helfen, bestimmte Stoffe (Makronährstoffe wie Kohlenhydrate, Proteine und Fette, aber auch Mikronährstoffe wie Vitamine und Mineralstoffe) zu verarbeiten. Der lebendige Austauschprozess von Mensch und Umwelt ist nur möglich, weil Mikroorganismen dabei helfen, Nahrung aufzunehmen und Abfallprodukte auszuscheiden. Das macht die Probiotika zu entscheidenden Akteuren unserer physischen Existenz.
Aus diesem Grund sind diese Mikroorganismen auch allgegenwärtig. Beim Prozess der

natürlichen Gärung vermehren sie sich so stark, dass der Körper sie durch viele fermentierte Lebensmittel in ausreichender Menge aufnehmen kann.

WIRKSAME DOSIS: AUF DIE MENGE KOMMT ES AN

Entscheidend für die Wirksamkeit probiotischer Bakterien ist nämlich ihre Anzahl. Die Wissenschaft spricht in diesem Zusammenhang von *colony forming units* (CFUs). Hierbei handelt es sich um eine Maßeinheit für die Anzahl der in einer Probe geschätzten keimfähigen Mikroorganismen. Untersuchungen haben ergeben, dass die tägliche Aufnahme von bis zu einer Milliarde probiotischer CFUs notwendig ist, um die Darmflora zu versorgen und gesund zu erhalten. Um von den positiven Wirkungen probiotischer Mikroorganismen profitieren zu können, reicht es also nicht aus, gelegentlich rohes Sauerkraut zu essen.

Probiotika sind aktiv an den Verdauungsprozessen im Darm beteiligt. In dieser Interaktion verändern sie sich ständig und müssen dem Körper deshalb täglich aufs Neue zugeführt werden. Hier kommen die probiotischen Mikroorganismen eines naturtrüben, nicht pasteurisierten und natürlich aus Bioäpfeln hergestellten Apfelessigs ins Spiel! Ich vermute stark, wenn Sie jeden Tag 2- bis 3-mal etwas Apfelessig in Wasser verdünnt zu sich nehmen *(siehe Seite 56)*, können Sie damit eine ausreichende Menge hilfreicher Mikroorganismen aufnehmen, um Ihren Darm zu unterstützen.

SUPERFOOD, NEU DEFINIERT

Die aktuelle Studienlage ist leider noch nicht ganz eindeutig. Doch wenn der naturtrübe und nicht pasteurisierte Apfelessig tatsächlich als starkes Probiotikum wirkt, wie ich vermute, ist er das einzige Superfood, das diese Bezeichnung verdient. Denn dann sorgt er mit Probiotika-Power dafür, dass die von uns aufgenommene Nahrung überhaupt verstoffwechselt werden kann. Und damit spielt er in einer ganz anderen Liga! Nährstoffe sind gut und wichtig, können aber niemals »super« sein, weil sie ohne die Mikroorganismen, die sie verstoffwechseln, gar nicht als Nährstoffe in Erscheinung treten und in den Körperzellen ankommen können.

PROBIOTIKA-QUELLEN

Und wie sieht es mit anderen fermentierten Lebensmitteln aus? Sauerkraut, Joghurt, Kefir, Buttermilch und Kombucha enthalten doch auch probiotische Mikroorganismen, oder? Das ist im Prinzip richtig. Allerdings gilt es wieder nur dann, wenn diese Nahrungsmittel nicht pasteurisiert wurden, denn Erhitzen tötet die empfindlichen Probiotika ab. Da die genannten Nahrungsmittel im Produktionsprozess in der Regel durch Aufkochen haltbar gemacht werden, kann (sofern sie nicht als unerhitzte Rohkost gekennzeichnet sind) da von einer lebendigen Probiotika-Power leider keine Rede sein.

Manche Hersteller von Nahrungs- oder Nahrungsergänzungsmitteln setzen ihren Produkten Probiotika zu und bezeichnen sie als »probiotisch«. In Bezug auf pasteurisierte Joghurts und Getränke, Brot und Backwaren, Käse und Aufstriche scheint diese Vorgehensweise jedoch wenig sinnvoll zu sein. Als Freund und Verfechter naturbelassener Nahrung finde ich es problematisch, Lebensmitteln künstlich etwas zuzusetzen, was auch auf natürliche Weise aufgenommen werden kann. Der Körper braucht das natürlich gewachsene Zusammenwirken der Bestandteile von Nahrungsmitteln und kann in der Regel nichts mit isolierten Stoffen anfangen.

Da weder kommerziell hergestellte fermentierte Milchprodukte noch mit Probiotika angereicherte Nahrungsmittel lebendige Probiotika-Quellen sind, führt für mich kein Weg an der Erkenntnis vorbei, dass naturtrüber, nicht pasteurisierter Apfelessig aus biologischer Herstellung ein wichtiger Probiotikalieferant sein kann. Er ist:

- *hochwirksam,*
- *täglich verfügbar,*
- *leicht zu dosieren,*
- *individuell einstellbar,*
- *nebenwirkungsfrei,*
- *preiswert*
- *und manche sagen sogar, er sei richtig lecker!*

JE VIELFÄLTIGER, DESTO BESSER

Wie die nachfolgende Grafik zeigt, nimmt die Vielfalt der Organismen im Darm im Laufe der Lebensjahre immer mehr ab. Dies hat nicht nur etwas mit dem natürlichen Alterungsprozess zu tun. Ein weiterer Grund liegt darin, dass die Veränderungen unserer Ernährungsgewohnheiten die Vielfalt der aufgenommenen Nahrung immer mehr einschränken. Wer sich jahrzehntelang nicht ausgewogen ernährt, bekommt irgendwann vom Darm die Quittung dafür. Denn dadurch wird die für eine optimale Verdauung nötige Vielfalt probiotischer Mikroben dauerhaft von ungünstigen Bakterien, Pilzen und Hefen verdrängt, die sich bei einseitiger Ernährung breitmachen. Diese schädlichen Darmbewohner lieben es, sich auf eine Un-

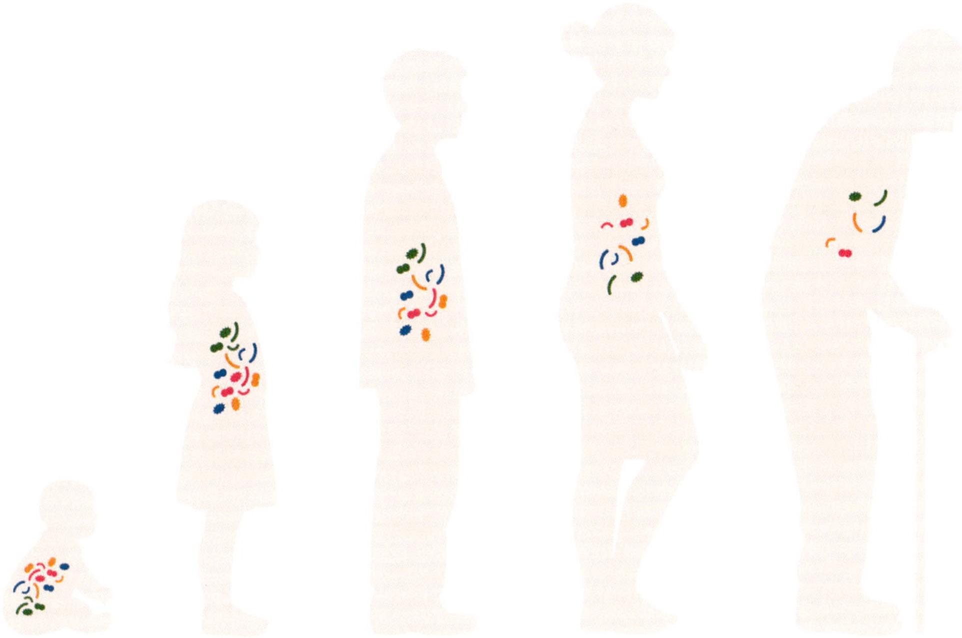

Im Laufe des Lebens nimmt die Vielfalt des Mikrobioms immer mehr ab. Der Grund dafür ist nicht nur der Alterungsprozess, sondern auch eine Ernährung, der es über Jahrzehnte an Vielfalt fehlt

menge von Kochkost zu stürzen und zu versuchen, schwer verdauliche tierische Produkte aufzuschließen. Was ihnen nicht immer gelingt, sodass ein großer Teil des Darminhalts unverdaut ausgeschieden wird. Keinem Darm tut es gut, dadurch zum Schauplatz von Verdauungsdramen zu werden. Fäulnisprozesse haben dort nichts zu suchen, weil sie giftige Abfallprodukte produzieren.

UNTERSTÜTZUNG DURCH DEN APFELESSIG

Zum Glück gibt es den naturtrüben, nicht pasteurisierten Apfelessig in Bioqualität! Er kann Ihnen dabei helfen, Ihren Darm gesund zu erhalten oder wieder in Schwung zu bringen. Wenn Sie ab sofort täglich morgens und abends ein Glas Apfelessig-Wasser trinken *(siehe Seite 56)*, wird sich das positiv auf Ihre

Verdauung auswirken. Ich habe die Theorie, dass die enthaltenen Mikroorganismen dafür verantwortlich sind. Durch eine ausreichende Zufuhr würde auch die Vielfalt Ihres Mikrobioms nicht so stark abnehmen und sich die Kurve nicht so stark abflachen. Vielleicht verwandelt sich die Kurve sogar in eine gerade Linie, weil die Vielfalt Ihres Mikrobioms erhalten bleibt. Doch dazu müssten Sie spätestens ab dem 25. Lebensjahr auf tägliche Probiotika-Power setzen. Allerdings ist hier die wissenschaftliche Forschung gefragt, um meine Theorie zu erhärten und mit unabhängigen Langzeitstudien herauszufinden, welche Auswirkungen es auf unsere Gesundheit hat, wenn wir ein Leben lang nicht nur morgens und abends die Zähne putzen, sondern vorher auch noch zur Apfelessigflasche greifen und ebenso regelmäßig eine Portion »Probiotika im Glas« zu uns nehmen.

EIN WORT ZUM THEMA WISSENSCHAFT

Die wissenschaftliche Forschung ist heute leider häufig nicht mehr allein dem Erkenntnisinteresse unterworfen, sondern orientiert sich in weiten Teilen an den Interessen derjenigen, die diese Forschung aus privaten oder öffentlichen Mitteln fördern. Das ist wahrscheinlich auch der Grund, warum es zu dem famosen Apfelessig so wenige Studien gibt, obwohl er von alters her ein beliebtes Hausmittel ist. Wenn wissenschaftlich nachgewiesen und auf breiter Ebene publik würde, dass ein preiswertes Naturprodukt unter Umständen einige Medikamente oder sogar operative Eingriffe überflüssig machen oder ihnen zumindest vorbeugen kann, könnte dies wirtschaftliche Folgen haben. Wenn die breite Masse der Bevölkerung lieber zu einem gesunden und kostengünstigen Naturprodukt greift, könnte dadurch möglicherweise die Nachfrage nach profitablen Medikamenten, medizinischen Produkten und Leistungen sinken und in der Folge vielleicht sogar das Bruttonationaleinkommen abnehmen. Und das kann doch niemand wollen…

Darm und Haut sind ein System

Der von mir vermutete probiotische Apfelessig-Effekt zeigt sich nicht nur innen, sondern auch außen. Das heißt, die im Apfelessig enthaltenen Probiotika wirken im Darm *und* auf der Haut. Denn auch unsere Haut ist dicht besiedelt von Mikroorganismen, die sie nähren, pflegen und schützen. Der Essig hätte es auch gar nicht bis zum Hausmittel geschafft, hätte er – auch unabhängig von den Probiotika – nicht immer schon diese ganzkörperliche Breitenwirkung von innen nach außen (und umgekehrt) gehabt.

DIE OBERFLÄCHE DES KÖRPERS

»Umso besser«, höre ich Sie denken. Aber es gibt natürlich auch eine wissenschaftliche Erklärung für diese ganzheitliche Wirkung, die da lautet: Darm und Haut sind ein System. Um diese weitreichende Aussage zu verstehen, sollten Sie sich zwei Dinge vergegenwärtigen:

- *Schon im Mutterleib bilden sich Darm und Haut aus derselben embryonalen Schicht.*
- *Der Darm verläuft zwar durch den Körper, aber nicht in ihm.*

Man könnte also sagen, Darm und Haut bilden gemeinsam die zusammenhängende Gesamtoberfläche unseres Körpers. Und diese Oberfläche ist riesig!

EIN SYSTEM, EIN MIKROBIOM

Man könnte aber auch sagen: Darm und Haut bilden ein System, das Darm-Haut-System, und agieren einheitlich. Das heißt, dass alles, was innerhalb dieses Systems geschieht, auch überall innerhalb dieses Systems wahrgenommen wird und somit Auswirkungen auf alle seine Teile hat. Aus diesem Grund:

- *gibt es keine gesunde Haut ohne einen gesunden Darm und umgekehrt.*
- *hat die Nahrung, die wir essen, einen Effekt auf unsere Haut.*
- *hat die gesunde Pflege von Haut und Haar umgekehrt auch eine positive Wirkung auf unsere Darmflora.*

Wenn das Darm-Haut-System– also unser gesamtes inneres und äußeres Oberflächenmikrobiom – im natürlichen mikroorganischen Gleichgewicht ist, kommt zuletzt auch unser Gemütszustand in die Balance.

Dieser Effekt ist weitreichend, denn wenn wir im inneren Gleichgewicht sind, essen wir auch weniger aus emotionalen Gründen und gestalten unsere gesamte tägliche Nahrungszufuhr bewusster. Eine solche gesteigerte individuelle Aufmerksamkeit erhöht wiederum den allgemeinen gesellschaftlichen Bewusstseinszustand. Der einzelne Mensch ist nämlich selbst ebenfalls ein »Mikroorganismus« und damit ein Teil der universellen Probiotika-Power der gesamten Menschheit.

KLEINE SYSTEMTHEORIE

Im Grunde genommen gibt es überhaupt nur ein System: die nicht getrennte und nicht teilbare eine Wirklichkeit an sich. Jeder Mensch kann auf einer fühlenden Ebene intuitiv wahrnehmen, dass alles mit allem verbunden ist – auch im (scheinbar) eigenen Körpersystem. Aber der Kopf denkt gern, dass alles voneinander getrennt sei. Diese falsche Annahme ist der Ausgangspunkt aller vermeintlichen Probleme. Zum Glück gibt es keinen Grund zu verzagen: Ist der Darm erst einmal mit der Kraft des Apfelessigs saniert, bekommt auch der Kopf die Chance auf ein neues Denken.

DIE BASIS DES IMMUNSYSTEMS

In diesem Zusammenhang gibt es noch einen weiteren bemerkenswerten Aspekt, der unsere Beachtung verdient: Unser Immunsystem operiert zu 70 bis 80 Prozent aus dem Darm-Haut-System heraus. Denn die schützenden Zellen befinden sich auf der inneren und äußeren Oberfläche, also dort, wo die Umwelt direkt positiv oder negativ auf unseren Körper einwirkt. Weil unser Immunsystem in erster Linie im Darm sitzt, ist es auch so wichtig, im Krankheitsfall auf die Ernährung zu achten und möglichst vitalstoffreich zu essen, mit vielen natürlichen Vitaminen und Ballaststoffen. So bekommt der Körper die Gelegenheit, seinen Energiezustand zu erhöhen und die Abwehrzellen zu aktivieren. Deshalb sagte schon Hippokrates: »Eure Nahrung sei eure Medizin!«
Wenn wir Apfelessig-Wasser trinken und Apfelessig in unsere Körperpflege einbauen, unterstützen unter anderem die enthaltenen Probiotika unsere Immunabwehr gewissermaßen gleich »vor Ort« mit Abwehrkraft.

Tipp

Verbringen Sie, wenn es das Wetter erlaubt, je nach Hauttyp jeden Tag 5 bis 15 Minuten »Zeit unter blauem Himmel«! Was die Verdauung im Darm bewirkt (Aufbereitung der Nährstoffe), bewirkt die Sonne auf der Haut (Aufnahme von Lebensenergie und Produktion von Vitamin D). Wie die aufgenommenen Nährstoffe nach außen bis zur Haut vordringen, dringen die Lebensenergie und das Vitamin D bis nach innen zum Darm vor.

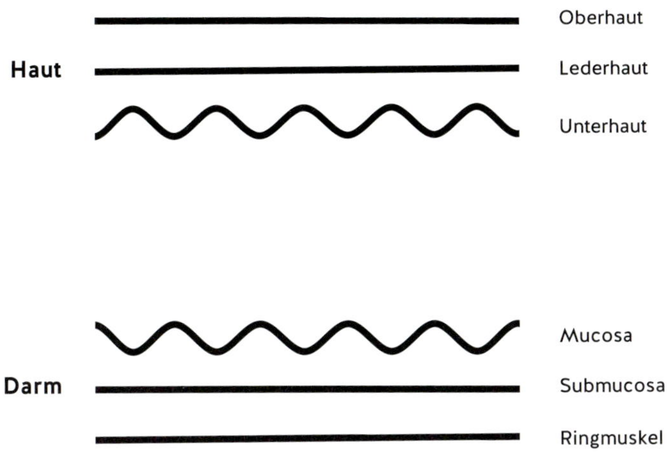

Anhand dieser stark schematisierten Darstellung der Haut- und Darmschichten lässt sich die Ähnlichkeit ihres Aufbaus gut erkennen. Die Haut ist gewissermaßen der umgestülpte Darm – und umgekehrt

ZWEI SEITEN EINER MEDAILLE

Diese schematische Darstellung der Darm- und Hautschichten zeigt den Gesamtaufbau unseres Mikrobioms. Sowohl die innere als auch die äußere »Haut« verfügt über jeweils drei Schichten, die entsprechend ihrer körperlichen Funktion in umgekehrter Reihenfolge angeordnet sind: Während im Darm die Nahrungsaufnahme im Vordergrund steht, der Ringmuskel als unterste Schicht das Körperinnere schützt und den Nahrungsbrei bewegt, hat für die Haut die Schutzfunktion nach außen und die Bewegungsfreiheit der Muskeln die oberste Priorität. Neben einer starken Elastizität verfügen beide Schichten über eine hohe Durchlässigkeit in beide Richtungen. Der Darm nimmt auf und scheidet aus, und auch die Haut assimiliert Stoffe und gibt Abfallprodukte nach außen ab. Somit bildet das Darm-Haut-System die Oberfläche, auf der unser sehr persönlicher Kontakt mit der Welt stattfindet. Unser Körper ist keine abgeschottete Einheit, sondern steht über eine sehr feinfühlige und durchlässige Schicht in jedem Moment mit seiner gesamten Umwelt im lebendigen Austausch.

Apfelessig wirkt innen und außen

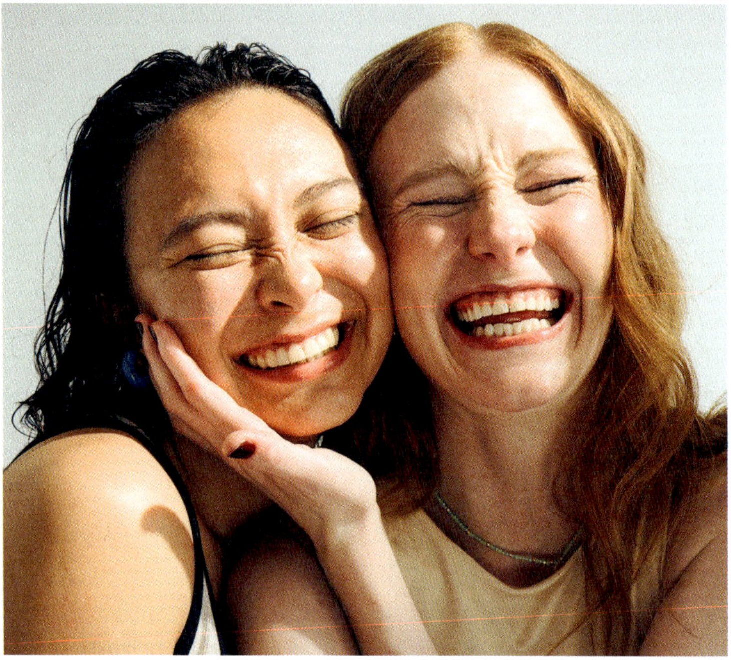

Wenn ich Menschen frage, ob sie Apfelessig benutzen, bekomme ich interessanterweise oft zu hören, dass sie damit ihre Haare spülen, die Waschmaschine entkalken und beim Putzen die Oberflächen desinfizieren. Ich habe den Eindruck, dass die äußere Anwendung am bekanntesten und beliebtesten ist. Schließlich benutzt man ein Hausmittel auch in erster Linie zum Reinigen, Pflegen und Desinfizieren.

Ganzheitliche Wirkung

Wie wir gesehen haben, kann der Apfelessig aber noch sehr viel mehr. Bislang (Stand: Ende 2025) gibt es leider kaum wissenschaftlich gesicherte Informationen darüber, dass der durch Fermentation entstandene, naturtrübe und nicht pasteurisierte Apfelessig ein hervorragender täglicher Lieferant für lebenswichtige Probiotika ist. Unabhängig davon ist für die nachgewiesenen positiven Wirkungen des Apfelessigs die *innere* Anwendung das Entscheidende! Gesundheit beginnt im Darm und wirkt über das Darm-Haut-System bis nach außen. Es gilt das Prinzip der konzentrischen Kreise: Etwas beginnt an einem zentralen Punkt und breitet sich von dort immer weiter aus. Ich denke, ein wichtiger Aspekt sind dabei die Mikroorganismen, die unseren Stoffwechsel und damit unser Leben ermöglichen.

DAS VERBINDENDE ELEMENT

Unser Wahrnehmungssystem ist leider zu grobstofflich, als dass wir erkennen könnten, dass die uns umgebenden Elemente Erde, Wasser und Luft mit unendlichen Myriaden von Kleinstlebewesen bevölkert sind, die dafür sorgen, dass höheres Leben überhaupt stattfinden kann. Diese winzigen Lebewesen bewirken unter anderem den universellen Prozess der Gärung, bei dem sie sich vermehren *(siehe Seite 18)*. Der Gärungsprozess selbst, also die Fermentation, ist ja seinem natürlichen Wesen nach die elementare Transformation des Festen (Erde) ins Flüssige (Wasser) und in formlose Energie (Luft).

ALLES HÄNGT MIT ALLEM ZUSAMMEN

Im Grunde wirkt der Apfelessig also nicht getrennt »innen« und »außen«, sondern in dem übergeordneten System, in dem »innen« und »außen« zwei mögliche Sichtweisen in Raum und Zeit darstellen. Wahrscheinlich stärkt die Verwendung von naturtrübem, nicht pasteurisiertem Apfelessig – bewusst oder unbewusst – sogar eine ganzheitliche Sicht der Welt und der eigenen Existenz. Alles hängt mit allem zusammen und vielleicht ist die Vorstellung von Trennung nur eine Illusion der Wahrnehmung? Der Apfelessig kennt also deshalb so viele innere und äußere Anwendungsbereiche, weil seine Wirkweise universell ist. Im nächsten Abschnitt wollen wir uns die gesundheitlichen Verbesserungen anschauen, die der Apfelessig anstößt, wenn wir ihn regelmäßig mit Wasser verdünnt *(Anleitung siehe Seite 56)* zu uns nehmen.

EMPIRISCHE ERFAHRUNG VS. WISSENSCHAFTLICHE FORSCHUNG

Der eigene Körper ist das beste Testgerät, denn nur Sie wissen, was Ihnen wirklich guttut. Entwickeln Sie daher eine neue Sensibilität für die Vorgänge in Ihrem Körper! Das ist am Anfang gar nicht so einfach, denn Nahrungssüchte und einseitige Essgewohnheiten verhindern Aussagen darüber, was Ihr Körper wirklich braucht, um gesund zu sein. Darüber hinaus ist die Nahrungsaufnahme eine sehr persönliche Sache, die von familiären, sozialen und gesellschaftlichen Faktoren beeinflusst wird. Jeder muss selbst die Reset-Taste drücken *(siehe Seite 61–62)* und Schritt für Schritt herausfinden, welche Nahrung ihr oder ihm guttut, also das eigene System mit körperlicher Energie, emotionaler Ausgeglichenheit und geistiger Klarheit versorgt. Von daher ist es wichtig, nicht nur sensibel für den eigenen Körper zu sein, sondern auch genügend Informationen über den körperlichen Bedarf und die Wirkung von Nahrung zu besitzen.
Wissenschaftliche Studien können (und sollten) die eigene Sichtweise bestärken oder verändern, aber letztlich geht es immer um angstfreie Eigenverantwortung.
Der Apfelessig ist ein gutes Beispiel dafür. Es gibt zu seiner Wirkung sehr viel konkretes Erfahrungswissen, aber bislang leider nur wenige aussagekräftige wissenschaftliche Studien.
Ich empfehle beides: Hören Sie auf sich und die Wissenschaft! Nutzen Sie *alle* Informationsquellen. Und nicht vergessen: Am Ende entscheiden Sie selbst!

Ein vielseitiger Helfer

Der Apfelessig ist somit eine hervorragende Möglichkeit, wenn Sie einen Gesundheitshelfer suchen, mit dem Sie viele Bereiche der Gesundheits- und Schönheitspflege auf einmal abdecken können; der problemlos erhältlich, natürlich und umweltfreundlich ist. Hinzu kommt, dass er – auch bei täglicher Anwendung – den Geldbeutel schont.

Gesundheitsbegleiter gesucht

Wenn sich der Apfelessig bei Ihnen als täglicher Gesundheitsbegleiter bewerben müsste, würde seine Bewerbung etwa so aussehen:

BEWERBUNG

Sehr geehrte Damen und Herren,
wenn Sie mich in Ihr Leben holen, bin ich Ihnen gern zu Diensten. Ich bin voll motiviert: Ihre Sache ist meine Sache!

Aus- und Weiterbildung
Die Natur hat mich im Laufe der Jahrtausende perfekt ausgebildet. Meine Grundkompetenzen lassen sich in einem prägnanten Satz zusammenfassen, der da lautet: »Sieben auf einen Streich.« Denn ich wirke:

- ~ *antibakteriell*
- ~ *fungizid*
- ~ *entzündungshemmend*
- ~ *wundheilend*
- ~ *antioxidativ*
- ~ *entgiftend*
- ~ *desinfizierend*

Besondere Kenntnisse und Fähigkeiten

- ~ *Ich bin ein guter Lieferant von gesunden Probiotika.*
- ~ *Ich wirke als natürliches Antibiotikum.*
- ~ *Ich erfrische und mache wach.*
- ~ *Ich passe mich optimal an Ihren Lebensstil und Ihre Ernährungsweise an.*
- ~ *Ich wirke innen und außen als eine reinigende Kraft.*
- ~ *Ich bin freundlich zu Mensch, Tier und der Umwelt.*

Soft Skills
Ich werde niemals von mir aus kündigen. Ich brauche keinen Urlaub und werde nicht krank. Meine Schaffenskraft ist unermüdlich. Ich koste nicht viel, noch nicht einmal den Mindeststundenlohn, und hoffe sehr darauf, dass Sie mir eine Chance geben!

Mit freundlichen Grüßen
Ihr Apfelessig

APFELESSIG BEGLEITET SIE JEDEN TAG

Der Apfelessig also als billige Arbeitskraft im Haus des Gesundseins? So weit sollte der Vergleich jetzt nicht gehen. Im Gegenteil: Wie Sie anhand seiner »Bewerbungsunterlagen« *(siehe Seite 35)* feststellen können, ist der Apfelessig ein gut ausgebildeter und höchst kompetenter Gesundheitsbegleiter für jeden Tag. Seine allgemeine Beliebtheit ist seine beste Referenz. Oder, um im Bild zu bleiben: Stellen Sie ihn ein, eine bessere Entscheidung können Sie nicht treffen, um Gesundheit und Wohlbefinden spürbar und nachhaltig zu verbessern.
Sollten Sie wider Erwarten noch zögern, seien hier noch einige weitere, äußerst erfreuliche Qualifikationen zur Entscheidungshilfe nachgereicht.

APFELESSIG WIRKT BASISCH

Obwohl der Apfelessig sauer schmeckt, wirkt er im Körper nicht sauer, sondern basisch. Dies ist ein hervorragender Nebeneffekt, denn seine organischen Säuren werden im Stoffwechselprozess zur Energiegewinnung genutzt. Übrig bleiben wertvolle basische Mineralstoffe wie Kalium, Magnesium, Kalzium und Natrium.
Bedenken Sie: Alles, was kein rohköstliches Pflanzengrün, Obst und Gemüse ist – also erhitzte und industriell hergestellte Nahrung –, verstärkt im Körper die Säurebildung. Der Konsum von zu vielen tierischen und künstlich »designten« Industrieprodukten führt bei vielen Menschen zu einer dauerhaften Übersäuerung des Körpers.
Die regelmäßige Einnahme von naturtrübem, nicht pasteurisiertem Apfelessig in Bioqualität – am besten als Apfelessig-Wasser – stärkt die basische Seite. Dies ist extrem wichtig, denn der pH-Wert unseres Blutes muss neutral sein. Wenn es übersäuert, holt sich der Körper Kalzium unter anderem aus Gelenken, Knochen und Zähnen, um die Säure zu neutralisieren. Die Übersäuerung ist eine der Hauptursachen für Arthrose und Osteoporose. Ganz abgesehen davon, dass übersäuerte Menschen oft »sauer« und unzufrieden mit sich und der Welt sind und dazu neigen, miese Stimmung zu verbreiten.

APFELESSIG VERTREIBT SODBRENNEN

Der sauer schmeckende, aber basisch verstoffwechselte Apfelessig wirkt paradoxerweise gut gegen »saures Aufstoßen« oder Reflux, der als unangenehmes Sodbrennen spürbar wird. Das liegt daran, dass er hilft, den Säure-Basen-Haushalt ins Gleichgewicht zu bringen. Obendrein regt er die Bildung von Magensaft an, denn oft ist gerade ein Mangel an Magensäure der Grund für Sodbrennen und nicht ein Überschuss, wie gern fälschlicherweise angenommen wird.

APFELESSIG LINDERT ALLERGIEN

Die Einnahme von naturtrübem und nicht pasteurisiertem Apfelessig kann auch bei Allergien einen Versuch wert sein – allein schon deshalb, weil er lebendige Mikroorganismen enthält und diese ein angeschlagenes Immunsystem wieder auf Trab bringen können. In klinischen Studien konnte darüber hinaus nachgewiesen werden, dass die Polyphenole, also die sekundären Pflanzenstoffe, des Apfels die Symptome von Heuschnupfen lindern. Der tägliche Verzehr kann die Schleimhäute der Nase beruhigen und unschöne Niesattacken verringern.

APFELESSIG STÄRKT DIE LIBIDO

Wie sollte es auch anders sein, ist doch eine gesunde Darmflora die Grundlage dafür, dass alle körperlichen Funktionen optimal ablaufen. Vom guten Zustand der Ausscheidungsorgane profitieren auch die Geschlechtsorgane. Da die Energieproduktion im Darm beginnt *(siehe Seite 24–25)* und von dort aus den Stoffwechsel in Schwung bringt, profitiert natürlich auch die Sexualität von einer ausgeglichenen Mikrobenkultur. Ich würde zwar nicht so weit gehen, den Apfelessig als Aphrodisiakum zu bezeichnen, aber wer weiß? Auf jeden Fall scheint ein vertieftes erotisches Empfingen ein wunderbarer Nebeneffekt für diejenigen zu sein, die in einer liebevollen Partnerschaft leben. Neben dem Apfelessig-Effekt im Darm führt die positive Wirkung auf der Haut zu einer höheren Sensibilität und einer gesteigerten Lust an der Berührung und am Fühlen.

APFELESSIG PUNKTET MIT PROBIOTIKA

Natürlich verbirgt der naturtrübe, nicht pasteurisierte Apfelessig in Bioqualität noch weitere Trümpfe in seinen Schlieren. Im Folgenden finden Sie eine Übersicht über die wichtigsten Bereiche, in denen unter anderem die Kraft der darin enthaltenen lebendigen Mikroorganismen eine segensreiche Wirkung auf Ihre körperliche Gesundheit und Ihr allgemeines Wohlbefinden haben kann. Obwohl in Ermangelung entsprechender Studien noch nicht alle seine Wirkungen wissenschaftlich zweifelsfrei nachgewiesen sind (und dies wahrscheinlich auch nicht so schnell passieren wird), ist Apfelessig ein kostengünstiges und einfach anzuwendendes Naturprodukt, das bei maßvoller innerer und äußerer Anwendung auch noch vollkommen nebenwirkungsfrei ist.
Probieren Sie es einfach aus und erleben Sie den Apfelessig-Effekt am eigenen Leib!

Die Top-10-Wirkungen des Apfelessigs

Beginnen wir zunächst mit einer Übersicht. Hier finden Sie die erstaunlichen Wirkungsweisen des naturtrüben, nicht pasteurisierten Apfelessigs in Bioqualität auf einen Blick. Er wirkt als:

~ *Verdauungshelfer*
~ *Immunsystembooster*
~ *Blutzuckerregulator*
~ *Energielieferant*
~ *Stoffwechselturbo*
~ *Cholesterinsenker*
~ *Wunschgewichthalter*
~ *Entzündungshemmer*
~ *Wundheilungsbeschleuniger*
~ *Haut- und Haaroptimierer*

01 VERDAUUNGSHELFER

Eine gute Verdauung ist das A und O einer jeden Gesundheit. Die Qualität der Magenschleimhaut und der Darmflora entscheidet darüber, was der Körper aufnehmen und ausscheiden kann. Apfelessig unterstützt diese Qualität nicht nur durch die Nährstofffülle des Apfels *(siehe Seite 15–16)*, sondern auch durch seine probiotischen Eigenschaften, die durch den Prozess der Fermentation entstehen *(siehe Seite 18)*. Auf diese Weise sorgt er dafür, dass sich die guten probiotischen Einzeller in Magen und Darm ausbreiten und die schädlichen Bakterien verdrängt werden. Wenn Sie täglich Apfelessig-Wasser trinken, werden Verstopfungen, Durchfälle und Blähungen immer mehr der Vergangenheit angehören.

Natürlich ist der Apfelessig kein Zaubermittel. Er kann Ernährungssünden nicht ungeschehen machen. Aber er ist ein Appetitzügler und ein guter Helfer bei dem Vorhaben, den Körper weniger mit denaturierten Nahrungsmitteln zu belasten.

Abnehmen mit Apfelessig?

Eine gut funktionierende Verdauung, angeregt durch die Probiotika des Apfelessigs, hilft auf natürliche Weise beim Abnehmen. Oder besser, sie lässt ein starkes Übergewicht gar nicht erst zu. Oft kommt die Verdauung bei zu großen Nahrungsmengen nicht mehr hinterher. Hier ist der Apfelessig in der Lage, den Appetit zu zügeln, besonders wenn vor jeder Mahlzeit ein Glas Apfelessig-Wasser getrunken wird. Leider hat Übergewicht oft eine emotionale Komponente, die uns schnell dazu veranlassen kann, Trost und Inspiration im Nonstop-Einwerfen von allem zu suchen, was an Essbarem greifbar ist. Neben dieser Ursache eines falschen Essverhaltens kann auch eine mangelnde Vielfalt im Mikrobiom dazu führen, dass Nahrung nicht richtig verdaut und verstoffwechselt werden kann und es daher zu Übergewicht kommt. Erst in letzter Zeit sind Forscher darauf gestoßen, dass sich schon bei Neugeborenen ein individuelles Darmmikrobiom bildet, das durch den Schwangerschaftsverlauf und die Art der Geburt beeinträchtigt werden kann und sich später nicht immer automatisch einpendelt. Zum Glück kann der naturtrübe, nicht pasteurisierte Apfelessig mit seinen lebendigen Mikroorganismen auch bei Babys dazu beitragen, ein gesundes Mikrobiom anzulegen *(siehe Seite 64–65)*. Bislang gibt es noch keine wissenschaftlichen Studien, die eventuell belegen könnten, dass der Apfelessig als Fatburner wirkt und den Abbau von Fett direkt unterstützt. Er fördert aber auf jeden Fall das Sättigungsgefühl und hilft, Gewicht zu verlieren, indem er Wassereinlagerungen im Körper verringert. Darüber hinaus vermutet man, dass der Apfelessig die Verdauung von Stärke etwas hemmen und so die Aufnahme von Kohlenhydraten (also Zuckern) um bis zu 30 Prozent senken kann. Dieser Effekt vermindert auch den Anstieg des Blutzuckers *(siehe Seite 40)*.

02 IMMUNSYSTEMBOOSTER

Sie wissen bereits, dass der Darm der »Stammsitz« unseres Immunsystems ist *(siehe Seite 30)*. Es dürfte also deutlich geworden sein, dass die Gesundheit im Darm sitzt. Die Qualität der Darmflora entscheidet über unsere Lebensqualität. Deshalb sollten wir unser Mikrobiom nur mit hochwertiger Nahrung füttern. Es war noch nie gesund, alles Mögliche (oder Unmögliche) in sich hineinzuschaufeln und darauf zu vertrauen, dass der Körper damit schon klarkommt und das Immunsystem den Karren wieder aus dem vitalstoffarmen Speisebrei zieht. Der Körper kann Ernährungsdefizite überraschenderweise eine ganze Zeit lang auffangen. Aber ab einem gewissen Alter geschieht dies auf Kosten des Immunsystems. Denken Sie da-

SO VIEL WIE MÖGLICH ROH

Eine überwiegend basische Ernährung mit viel Rohkost fördert ganz andere Bakterienkulturen als eine überwiegend saure Ernährungsweise mit vielen tierischen Produkten. Daher müssen wir Magen und Darm dabei helfen, gute Bakterienstämme anzusiedeln, indem wir basische (überwiegend rohe) Nahrungsmittel zu uns nehmen. Das Prinzip ist einfach: So viel wie möglich roh, so wenig wie nötig gekocht!

ran: Über 70 Prozent der Immunzellen sitzen im Darm und brauchen für ihre Arbeit die ganze Nährstofffülle, die die Natur zu bieten hat. Außerdem muss der Darm in der Lage sein, diese Nährstoffe auch aufzunehmen. Hier kommen wieder die Probiotika des Apfelessigs ins Spiel, die wahrscheinlich helfen können, das Immunsystem rund um die Uhr zu stärken, indem sie die Darmflora rund um die Uhr in Schwung halten.

APFELESSIG SENKT DEN GLYKÄMISCHEN INDEX

Dass die Essigsäure den Anstieg des Blutzuckerspiegels dämpft, bestätigt eine schwedische Studie aus dem Jahr 2005. Die schwedischen Forscher fanden heraus, dass Essigsäure den glykämischen Index einer Mahlzeit senkt. Dieser Wert beschreibt die Wirkung des Verzehrs kohlenhydratreicher Lebensmittel auf Insulin- und Blutzuckerspiegel. Je niedriger der glykämische Index, desto besser!

03 BLUTZUCKERREGULATOR

Apfelessig ist tatsächlich in der Lage, den Blutzuckerspiegel zu regulieren! Dies zeigen nicht nur persönliche Erfahrungen, sondern auch wissenschaftliche Studien. Apfelessig beugt zudem einer möglichen Insulinresistenz vor. Auch der HbA1c-Wert, der den Langzeitblutzucker angibt, wird durch den Apfelessig gesenkt.

Dies ist eine wichtige Eigenschaft des Apfelessigs, denn bei einem immer noch sehr hohen allgemeinen Zuckerkonsum besteht die Gefahr, dass viele Menschen frühzeitig an Diabetes erkranken. Das Trinken von ungesüßtem Apfelessig-Wasser hat hier einen ausgleichenden Effekt. Dennoch sollten Sie sich angewöhnen, Ihre Speisen und Getränke generell nicht zusätzlich zu süßen, um so den Zuckeranteil Ihrer Ernährung möglichst gering zu halten. Zudem dämpft der regelmäßige Genuss von Apfelessig-Wasser den »Jieper auf Süßes«. Durch die Harmonisierung des Blutzuckerspiegels kommt es darüber hinaus seltener zu einer Unterzuckerung und zu Heißhungerattacken.

Apfelessig reguliert übrigens nicht nur den Blutzucker, sondern fördert generell die Durchblutung. Regelmäßig konsumiert, bewirkt das fermentierte Getränk zudem eine leichte Blutverdünnung und unterstützt damit die Gesundheit von Herz und Kreislauf. Doch damit nicht genug: Untersuchungen haben ergeben, dass konsequent eingenommener Apfelessig auch den Blutdruck deutlich zu senken vermag. Denn Apfelessig regt die Bildung von roten Blutkörperchen an, wodurch sich die Blutgefäße entspannen und der Blutdruck sinkt. Zusammengefasst zeigt sein positiver Einfluss, dass der Apfelessig ein wahrer »Blutsbruder« ist.

04 ENERGIELIEFERANT

Essigsäure wird im Darm in Energie verwandelt – und zwar in erster Linie in Verdauungsenergie. Außerdem hilft der Apfelessig mit den enthaltenen Nährstoffen und Mikroorganismen sowie seiner entgiftenden Wirkung dabei, den Körper im Gleichgewicht zu halten. Dies allein erhöht bereits den individuellen Energielevel. Wer regelmäßig Apfelessig zu sich nimmt und etwa Apfelessig-Wasser trinkt, fühlt sich fit, denn die Energie geht im Tagesverlauf nicht ständig rauf und runter. Vielmehr stellt sich ein konstantes Empfinden von Wachsein und Klarheit ein. Auch hier ist die basische Wirkung des Apfelessigs nicht zu unterschätzen, denn eine Übersäuerung belastet den Körper, der viel Energie aufwenden muss, um das Blut zu entsäuern und es neutral zu halten. Indem er die Bildung von roten Blutkörperchen anregt, verbessert Apfelessig auch den Sauerstofftransport und dadurch die Energieversorgung der Zellen.

05 STOFFWECHSELTURBO

Im Hinblick auf den Stoffwechsel im Allgemeinen möchte ich an das Motto des Apfelessigs erinnern, das da lautet: »Sieben auf einen Streich« *(siehe Seite 35)*. Wenn die natürlichen Wirkstoffe des Apfelessigs schädliche Bakterien und Pilze bekämpfen, entzündliche Prozesse hemmen, den Körper gegen Infekte schützen, Wunden schneller heilen lassen, Krämpfe mildern, die Entgiftung beschleunigen und oxidativen Zellstress minimieren, wird auch der Stoffwechsel zwangsläufig entspannt auf Hochtouren laufen. Körperliche Bewegung fällt dann leichter, die ebenfalls notwendig ist, damit der Turbo geschmeidig weiterschnurrt. Davon profitiert am Ende sogar die Psyche, denn wenn der Stoffwechsel stimmt, stimmt auch die Stimmung, die erheblich von der körperlichen Befindlichkeit abhängig ist. Es entsteht ein positiver Kreislauf, von dem am Ende der ganze Mensch profitiert.
Zu einem guten Stoffwechsel gehört zu guter Letzt auch ein guter Schlaf und sogar hier kann der Apfelessig wegen der enthaltenen Probiotika punkten. Denn er unterstützt auf der einen Seite die Leber, die nachts zwischen 1 und 3 Uhr aktiv und eng mit dem Dünndarm verbunden ist, und auf der anderen das Immunsystem, das während des Schlafs endlich einmal Zeit hat, im Körper so richtig aufzuräumen.

06 CHOLESTERINSENKER

Ist der Anteil des »schlechten« LDL-Cholesterins im Blut zu hoch, lässt die Elastizität der Gefäße nach und es kann zu dem kommen, was landläufig »Arterienverkalkung« genannt wird. Zum Glück senkt Apfelessig die Triglyceridwerte auf natürliche Weise, wie erste wissenschaftliche Studien ansatzweise bereits bestätigen. Seine positive Wirkung nicht nur auf den Blutzuckerspiegel, sondern auch auf den Blutfettspiegel, macht den Apfelessig somit zu einem effektiven Gegenspieler von Herz- und Kreislauferkrankungen. Auch die Gefahr von Thrombosen und Embolien wird durch die regelmäßige Einnahme von naturtrübem, nicht pasteurisiertem Apfelessig deutlich verringert.
An dieser Stelle möchte ich noch einmal an die blutverdünnende Wirkung der Apfelfermente erinnern *(siehe Seite 40)*. Als »Bruder des Blutes« kümmert sich der Apfelessig nicht nur um die Beschaffenheit des Blutes an sich, sondern auch um den Zustand der Blutgefäße.

07 WUNSCHGEWICHTHALTER

Für alle, die auf ihre Figur achten, kommt hier die gute Nachricht: Der Apfelessig kann Sie tatsächlich dabei unterstützen, Ihr Wunschgewicht zu erreichen und zu halten. Wie erwähnt können die darin enthaltenen Probiotika dabei helfen, eine gute Verdauung zu entwickeln, und wer eine gute Verdauung hat, bei dem oder der stehen Assimilation (Aufnahme) und Elimination (Ausscheidung) in einem dynamischen Gleichgewicht. Wenn Sie zu viel essen oder zu wenig ausscheiden, ist dieses natürliche Gleichgewicht gestört. Übergewicht in Form von Fettdepots ist (abgesehen von den eher seltenen Fällen einer genetischen Veranlagung) meist ein Zeichen für eine zu große Nahrungsaufnahme und eine zu geringe Ausscheidung. Da der Körper die aufgenommene Energie nicht verschwenden möchte, lagert er alle Kalorien, die er aktuell nicht braucht, in Form von Fett ein. Wird ihm ständig zu viel Nahrung angeboten, kommt er allerdings nie dazu, die eingelagerten Fette abzubauen und die gespeicherte Energie wieder freizusetzen und zu nutzen. Das heißt, das ganze System ist grundlegend gestört und nicht mehr in Balance. In einem solchen Fall hilft eine gezielte Apfelessig-Detox-Kur *(siehe Seite 61–62)* oder ein Fasten mit Apfelessig *(siehe Seite 62–63)*.
Da der Apfelessig den Appetit zügelt und dank seiner regulierenden Wirkung auf den Blutzuckerspiegel Heißhungerattacken vermeiden hilft, nehmen Abnehmwillige weniger Kalorien auf und sind emotional öfter in einem ausgeglicheneren und entspannteren Zustand. Und das Wunschgewicht stellt sich bekanntlich nur ein, wenn auch die Emotionen sich beruhigen.

08 ENTZÜNDUNGSHEMMER

Eigentlich sind Entzündungen eine positive Reaktion des Immunsystems auf Infektionen und Verletzungen aller Art. Sie helfen ihm, betroffene Bereiche zu heilen und zu reparieren. Leider gelingt dies nicht immer – sei es, weil das Immunsystem nicht mehr auf Zack ist oder der gesamte Stoffwechsel auf den Felgen läuft. In einer solchen Situation können chronische Entzündungsherde entstehen, die den Körper belasten und ihm Energie rauben.
Doch von den meisten chronisch-entzündlichen Prozessen im Körper bekommen wir gar nichts mit. Sie werden deshalb auch als »stille« Entzündungen bezeichnet. Aufgrund der antiinflammatorischen Wirkung der enthaltenen Flavonoide (sekundären Pflanzenstoffe) kann der Apfelessig chronische Entzündungsprozesse hemmen. Dies hat auch zur Folge, dass sich der körperliche Energiezustand und die Abwehrkraft des Immunsystems erhöhen.

09 WUNDHEILUNGS-BESCHLEUNIGER

Außerdem beschleunigt der Apfelessig dank der enthaltenen Antioxidantien die Heilung, da diese sich mit freien Sauerstoffradikalen verbinden, um sie unschädlich zu machen. (Freie Radikale sind äußerst reaktive chemische Teilchen mit ungepaarten Elektronen, die anderen Molekülen Elektronen entreißen und so die Zellen schädigen.) Diese »Sauerstofffänger« verlangsamen oder verhindern auch die Oxidation von Nahrungsmitteln, die mit Apfelessig konserviert wurden, indem sie die Radikale chemisch binden.
Einen weiteren positiven Effekt auf die Wundheilungsprozesse hat auch die bereits oben erwähnte Fähigkeit des Apfelessigs, die Bildung von roten Blutkörperchen anzuregen *(siehe Seite 41)*, was den Körper energetisch in die Lage versetzt, Wunden schneller zu schließen.

Tipp

Übergewichtige, die zu viel aufnehmen und zu wenig ausscheiden, atmen in der Regel auch mehr ein als aus. Machen Sie deshalb hin und wieder die folgende Atemübung, um für Balance zu sorgen:
Stellen Sie sich beim Einatmen vor, dass Sie alles Gute (das, was Ihr Körper braucht) einatmen. Stellen Sie sich beim Ausatmen vor, dass Sie alles Schlechte (das, was Ihr Körper ausscheiden soll) ausatmen. Atmen Sie ruhig und regelmäßig ein und aus. Auf diese Weise regen Sie über das vegetative Nervensystem auch Ihre Verdauung dazu an, hilfreiche Nährstoffe aufzunehmen und belastende Schadstoffe auszuscheiden.

10 HAUT- UND HAAROPTIMIERER

Dass der Apfelessig von innen heraus eine gesunde äußere Erscheinung unterstützt und zu einem strahlenden Glow beiträgt, hängt ebenfalls mit seiner positiven Wirkung im Darm zusammen.

Wir erinnern uns: Darm und Haut (samt Haaren und Nägeln) sind zwei Seiten desselben Systems und bilden unsere Innen- und Außenhülle *(siehe Seite 29)*. Die Wände von Mundhöhle, Speiseröhre, Magen, Dünn-, Dick- und Enddarm sind unsere »innere Haut«. Was im Darm geschieht, hat somit direkte Auswirkungen auf die Haut. Ist der Darm gesund, ist auch die Haut gesund. Eine gute Verdauung sorgt für ein schönes Erscheinungsbild von Haut, Haaren und Nägeln. Neben dieser Pflege von innen lässt sich die positive Wirkung des Apfelessigs auf Haut und Haar durch die gezielte äußere Anwendung verstärken.

Apfelessig als tägliche Probiotika-Quelle

Apfelessig ist ein Fermentationsprodukt und enthält unpasteurisiert lebendige Mikroorganismen, die Probiotika. Dies ist ein weiterer

ANGSTFREI LEBEN

Die meisten Menschen haben Angst, krank zu werden, nicht mehr leistungsfähig zu sein, zu vereinsamen und furchtbar zu leiden. Doch Angst ist, auch wenn sie nur unterschwellig wirkt, total ungesund! Wer täglich naturtrüben, nicht pasteurisierten oder sogar selbst hergestellten Apfelessig in Wasser verdünnt zu sich nimmt, spült solche diffusen Ängste auf diese Weise gewissermaßen Schluck für Schluck weg.

Denn die Angst sitzt im Darm, der Kopf registriert sie nur. Probiotische Mikroorganismen kennen dagegen keine Angst. Vergegenwärtigen Sie sich deshalb immer wieder: Eine zuträgliche Lebensweise ist stets im Einklang mit den natürlichen Bedürfnissen des Körpers!

Aspekt, der ihn dazu prädestiniert, Teil der täglichen Ernährung zu werden. Zudem lässt die schnelle und problemlose Anwendung die Ausrede: »Dafür habe ich kein Geld und keine Zeit«, nicht zu. Überspitzt gesagt, ist es nicht nötig, gleich »Sonderurlaub« zu nehmen, weil die Anwendung so kompliziert ist, und man muss auch nicht erst einmal tief in die Tasche greifen und einen Mixer oder Entsafter kaufen. (Wenn Sie sich für eine gesunde Ernährung interessieren, werden Sie diese beiden Geräte wahrscheinlich ohnehin längst im Haus haben.)

Sie müssen sich höchstens ein paar große Einmachgläser zulegen, falls Sie irgendwann einmal probieren möchten, Ihren Apfelessig mit frisch geernteten Äpfeln aus Bioanbau selbst herzustellen *(siehe Seite 70)*. Und bis dahin greifen Sie eben weiterhin zur (Apfelessig-)Flasche!

Es gibt drei Bereiche der inneren Anwendung für den naturtrüben, nicht pasteurisierten Apfelessig in Bioqualität – zwei davon in der kalten, einen in der warmen Küche.

TÄGLICH APFELESSIG-WASSER

Meine Grundempfehlung lautet zunächst einmal: Trinken Sie 2-mal täglich mit Wasser verdünnten Apfelessig – nach dem Aufstehen und vor dem Schlafengehen! (Die Gebrauchsanweisung für das Apfelessig-Wasser finden Sie auf *Seite 56*.)

Ungesüßter, mit lebendigem Wasser verdünnter Apfelessig entfaltet die beste gesundheitliche Wirkung. Verzichten Sie darauf, das Apfelessig-Wasser zu süßen, um Ihren Körper nicht mit zusätzlichem Zucker zu belasten. Gewöhnen Sie sich lieber an den herrlichen, leicht sauren Geschmack. Das erfrischende Apfelessig-Wasser ist belebend und wirkt vor dem Essen wie ein Aperitif. Wenn es für Sie geschmacklich angenehmer ist, können Sie Ihren Apfelessig natürlich auch als Apfelessig-Limonade *(siehe Seite 76)* oder gemischt mit Frucht- oder Gemüsesäften genießen. Finden Sie heraus, welches Mischverhältnis sich gut trinken lässt und Ihnen am besten schmeckt. Apfelessig mit Kräutertee ergibt ebenfalls eine interessante Geschmacksnote. Da die lebendigen Mikroorganismen im Apfelessig durch zu heißen Tee geschädigt werden, sollten Sie ihn maximal lauwarm zum Mischen verwenden.

Wenn Sie vor jeder Mahlzeit ein 250-Milliliter-Glas Apfelessig-Wasser trinken, um den Blutzuckerspiegel zu regulieren, hat das den praktischen Nebeneffekt, dass Sie dadurch auch die tägliche Flüssigkeitsaufnahme erhöhen. Sie essen weniger, weil Ihr Körper seinen Flüssigkeitsbedarf nicht nur aus der aufgenommenen Nahrung decken muss.

Achten Sie bitte darauf, möglichst gefiltertes und energetisiertes Wasser zu trinken. Verwenden Sie weitestgehend stilles Wasser

LEBENDIGES WASSER

Wasser ist nicht gleich Wasser! Wussten Sie, dass Wasser »verklumpen« kann, wenn es mit Druck durch Leitungen gepresst wird? Wasserforscher sprechen von »totem« Wasser, wenn es wie in der Abbildung links zu einer Clusterbildung kommt. Bei einem Druck von 2 bis 4 bar verändert sich die Wasserstruktur und in unseren Leitungsrohren herrscht durchschnittlich ein Druck von 8 bar. Deshalb sollte man Leitungswasser vor der Verwendung energetisieren, damit es seine natürliche Struktur wie in der Abbildung rechts zurückerhält. Je mehr Oberfläche die Wasserstruktur hat, desto höher ist der Energiezustand und desto mehr Nährstoffe kann das energetisierte Wasser in die Körperzellen transportieren.

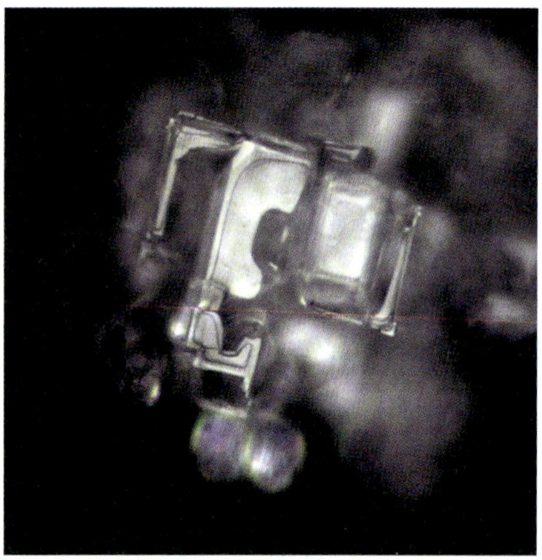

Zu viel Druck tut dem Wasser nicht gut: Wird es durch die Leitungen gepresst, »verklumpt« es

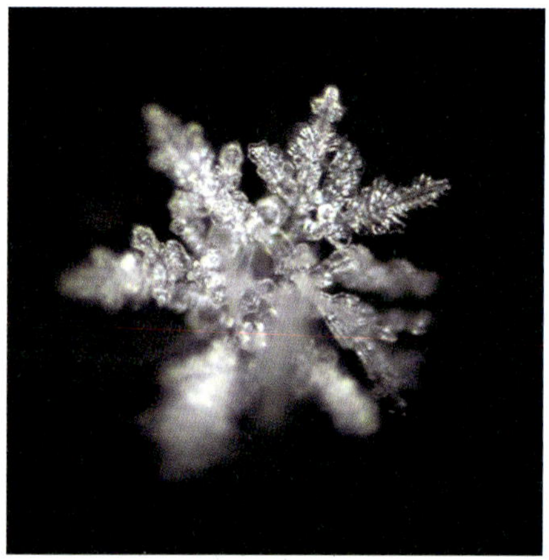

Ein Wasserenergetisierer kann ihm seine natürliche, lebendige Struktur zurückgeben

ohne Zusatz von Kohlensäure. Kohlensäure sollte nicht mit der Nahrung und erst recht nicht mit dem täglichen Apfelessig-Wasser aufgenommen werden, da sie als in Wasser gelöstes Kohlendioxid (CO_2) eigentlich ein Abfallprodukt des Zellstoffwechsels ist, das mit der Atmung ausgeschieden wird.

KALTE KÜCHE: DRESSING ODER MARINADE

Naturtrüber, nicht pasteurisierter Apfelessig in Bioqualität eignet sich ausgezeichnet als Dressing für Ihren Salat. Die verwendete Menge hängt von der Art des Salats und Ihren Geschmacksvorlieben ab. Wenn Sie aus irgendwelchen Gründen kein Apfelessig-Wasser trinken möchten, ist die Aufnahme von Apfelessig über den Salat zu empfehlen, weil er in dieser Anwendungsform nicht erhitzt wird und die wertvollen Inhaltsstoffe erhalten bleiben. Der Nachteil: Wenn Sie nicht täglich Salat essen oder ihn nicht täglich mit Apfelessig zubereiten, nehmen Sie ganz allgemein entsprechend weniger Apfelessig zu sich und kommen nicht in den vollen Genuss einer regelmäßigen Dosis der enthaltenen Probiotika. Deshalb mein Tipp: Wenn Sie Obst, Gemüse und Tofu in einer würzigen Apfelessigmarinade einlegen *(siehe Seite 87–90)* und dann unerhitzt verzehren, trägt auch dies dazu bei, lebendige Mikroorganismen aufzunehmen.

Um jeden Tag eine sinnvolle Menge Apfelessig aufzunehmen und sich auf diese Weise auch mit den enthaltenen Probiotika zu versorgen, können Sie Apfelessig-Wasser, Apfelessig im Salatdressing und in Apfelessig mariniertes Obst und Gemüse nach Belieben miteinander kombinieren.
Beachten Sie dabei bitte, dass Sie nicht mehr als die empfohlene Menge von 30 Millilitern (3 Esslöffeln) täglich zu sich zu nehmen, um Magen und Darm nicht zu überfordern. Es ist jedoch nicht schwer, dieses Limit einzuhalten, da Ihr Körper deutlich signalisiert, wenn es für ihn genug ist.

WARME KÜCHE: WÜRZEN UND EINMACHEN

Apfelessig hat auch in der warmen Küche einen Platz: Er eignet sich hervorragend zum Würzen von gekochten Mahlzeiten, Pfannengerichten und Suppen sowie zum Einmachen und Konservieren. Auch beim Backen kann er Broten oder Brötchen einen überraschenden Kick verleihen und dafür sorgen, dass der Teig schneller aufgeht. Sie kommen bei diesen kulinarischen Anwendungsmöglichkeiten zwar nicht mehr in den Genuss des vollen Vitamin- und Probiotika-Gehalts des rohen Apfelessigs. Aber er versorgt Sie natürlich weiterhin mit wertvollen Mineralien und schenkt Ihren Gerichten seine köstlich saure Note.

NUR MIT »MUTTER«

Bitte verwenden Sie zur inneren Anwendung ausschließlich naturtrüben, nicht pasteurisierten Apfelessig in Bioqualität. Ein Essig gilt als naturtrüb, wenn er die sogenannte Essigmutter enthält, die sich in Form von Fäden und Schlieren bemerkbar macht. Oft setzt sie sich am Boden ab. Die Essigmutter ist das stille Zentrum des Fermentationszyklons!

Apfelessig als Pflegemittel

Über seine Qualität als probiotisches Lebensmittel hinaus liefert der Apfelessig auch zuverlässig positive Ergebnisse bei der äußeren Anwendung. In diesem Bereich kann er seine Stärke als Hausmittel voll ausspielen, denn er wurde seit jeher gern zur Reinigung verwendet – ob zur Reinigung des eigenen Körpers oder zur Reinigung der unmittelbaren häuslichen Umgebung. Da man Apfelessig selbst herstellen kann *(siehe Seite 70)*, war er auch stets verfügbar. Denn Kosmetikprodukte für Gesicht und Körper sowie Reinigungsmittel für den Haushalt gibt es noch gar nicht so lange zu kaufen. Deshalb nutzten unsere Vorfahren die Kraft des Apfelessigs, um gut auszusehen und in hygienischen Verhältnissen zu leben.

KÖRPERPFLEGE: HAUT UND HAAR

Im Bereich der Körperpflege gibt es unzählige Anwendungsmöglichkeiten. Einen Querschnitt finden Sie im Praxisteil ab *Seite 98*. Bei der Anwendung des Apfelessigs geht es nicht nur um die traditionelle Pflege von Haut, Haar und Nägeln, sondern auch darum, sein allgemeines äußeres Erscheinungsbild positiv zu beeinflussen. Denn so, wie der Apfelessig in der inneren Anwendung zu einer gesunden Verdauung und einem grundlegenden Wohlbefinden beiträgt, unterstützt er über das Darm-Haut-System *(siehe Seite 29)* ein gesundes Äußeres und fördert eine glückliche, liebevolle Ausstrahlung.

HAUSHALT: NATÜRLICHE REINIGUNG

Anregungen, in welchen Bereichen Sie den Apfelessig als natürliches, preiswertes und vollständig abbaubares Reinigungsmittel verwenden können, finden Sie ab *Seite 114*. Apfelessig schafft den Spagat: hygienische Sauberkeit, ohne die Umwelt zu belasten!

INTERVIEW

Star der Rohkostküche

Boris Lauser ist Raw Food & Plant Based Chef und Food Architekt. Seit über 16 Jahren beschäftigt er sich mit der nährstoffschonenden Rohkostzubereitung auf höchstem Niveau. Sein Schwerpunkt liegt darauf zu zeigen, wie man eine vorwiegend pflanzliche Ernährung bedarfsgerecht zusammenstellt, damit sie langfristig gesund und praktikabel ist.

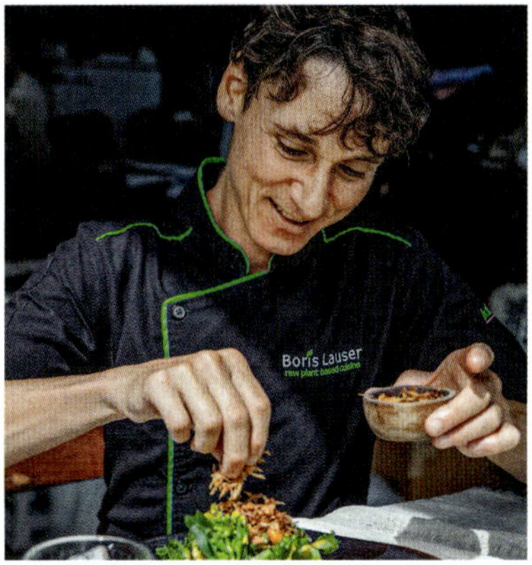

Boris Lauser hat eine Leidenschaft: die Rohkostküche! Er zeigt, dass gesunde Rohkost immer wieder neu und vor allem einfach köstlich ist

Du bist ausgebildeter Raw Food Chef und bildest selbst aus. Warum roh?

Hinter dem Begriff der Rohkostküche *(raw food)* steckt eigentlich viel mehr, als man davon zunächst erwartet. Im Kopf hat man da einfach Apfel, Gurke und den Karottensalat oder Gemüsesticks mit einem Dip. Da braucht es doch keinen »Chef« dazu, oder? Was sich wirklich dahinter verbirgt, ist eine komplett andere Art der Zubereitung. Die Rohkostküche zeichnet sich durch die Zubereitung komplexer Speisen mithilfe nährstoffschonender Techniken aus, bei denen die Zutaten bis maximal 45 Grad erhitzt werden.

Das Ziel der Rohkostküche ist es, die Ernährung mit Mineralstoffen, Vitaminen und sekundären Pflanzenstoffen anzureichern und gleichzeitig die Bildung von Einfachzuckern, geronnenen Eiweißen und schädlichen Fetten zu vermeiden. So entsteht langfristig eine viel gesündere Ernährungsweise, als dies mit konventionellen Kochtechniken der Fall ist.

Warum sind fermentierte Lebensmittel ein wertvoller Bestandteil der Ernährung?

Das Fermentieren hat mehrere Vorteile. Zum einen macht es Dinge haltbarer und konserviert die enthaltenen Nährstoffe. Der Verlust von Vitamin C in Kohl wird im Vergleich zur Lagerung bei der Verarbeitung (Fermentation) zu Sauerkraut nahezu gestoppt. Rohes Sauerkraut ist ein wundervoller Vitamin-C-Lieferant, während 5 Wochen gelagerter Kohl kaum noch Vitamin C enthält. Darüber hinaus vermehren sich bei der Fermentation die im Gemüse enthaltenen Milchsäurebakterien. Sie siedeln sich in unserer Darmflora an, was auf lange Sicht zu einer robusteren Darmschleimhaut und damit einem besseren Immunsystem führt. Fermentierte Lebensmittel sind ein täglicher Bestandteil vieler traditioneller Küchen, zum Beispiel in Japan oder Korea.

Warum und wie verwendest du Apfelessig?

Bioapfelessig in nicht pasteurisierter Form ist eine gute Quelle von Vitaminen und Milchsäurebakterien. Darum ist er in der Rohkostküche ein toller Helfer – auch weil er durch die enthaltenen Probiotika dazu beitragen kann, Rohkost besser zu verdauen. Apfelessig eignet sich besonders für herzhafte Fermentationen wie süßsaure Gurke, Radieschen oder Rettich und ist auch sonst ein guter Säuregeber für Dips, Soßen und Salatdressings.

Was sind deine Tipps für eine Ernährungsumstellung auf »mehr roh«?

Zunächst einmal sollte man sich mit den Zubereitungstechniken und der Theorie hinter der Rohkost vertraut machen. Es steckt viel mehr dahinter, als einfach nur einen Salat oder ein Stück Obst zu essen. Die herkömmlichen »Salate« aus dem Supermarkt sind oft gar nicht roh oder gesund: Der Kartoffelsalat mit Gurken und Mayonnaise aus dem Kühlregal ist zum Beispiel ein komplett gekochtes Gericht.

Wenn man einmal durch einen Rohkostkochkurs und/oder ein Buch und etwas Einarbeitung ins Thema verstanden hat, was alles mit der Rohkostküche möglich ist, kann man anfangen, Nahrungsmittel, die man sonst bei hoher Hitze im Topf, in der Pfanne, im Ofen oder gar in der Fritteuse zubereitet hat, auf schonendere Art mit Rohkosttechniken zuzubereiten und sie so in die Ernährung zu integrieren. Grüne Smoothies sind immer ein dankbarer Einstieg, um den Körper an eine erhöhte Ballaststoffzufuhr zu gewöhnen. Anschließend sollte man immer komplexere Zubereitungen in die Ernährung einbauen und ganz langsam den Anteil an roh zubereiteter Nahrung erhöhen. Man sollte dem Körper aber unbedingt Zeit lassen und ihn nicht mit zu viel Rohkost auf einmal überwältigen. Grundsätzlich gilt: Unsere Körper können alles verdauen – sie brauchen nur ein wenig Zeit für die Umstellung und eine langsame, schrittweise Eingewöhnungsphase.

Was ist deine Vision für eine gesunde Zukunft?

Meine gastronomische Vision ist klar: Ich wünsche mir, dass die Restaurants in der Basis eine pflanzliche Küche anbieten und sich mit der Thematik auseinandersetzen, sodass man seinen Nährstoffbedarf auch decken kann, wenn man auswärts isst. Das ist vor allem in der Gemeinschaftsverpflegung wichtig und notwendig, wenn wir gemeinsam eine nachhaltigere Zukunft anstreben wollen. Spaghetti mit Tomatensoße oder Reis mit Pilzragout sind zwar vegane Gerichte, aber es macht uns auf Dauer krank, wenn wir uns langfristig so proteinarm ernähren.
Die Gastronomie muss sich ihrer Verantwortung bewusster werden. Das gilt genauso für die Bildung. Ernährung gehört in die Schulen und sollte dort auch gemäß den aktuellen Empfehlungen der Deutschen Gesellschaft für Ernährung (DGE) unterrichtet werden.
Die Aufforderung ist klar: mehr pflanzliche Küche, weniger Fleisch und tierische Produkte. Leider fehlt es an politischer Unterstützung. Eine gesunde Zukunft besteht darin, den Fleisch- und Zuckerkonsum in der breiten Masse zu reduzieren. Das geht am Ende nur mit Auflagen und ökonomischen Anreizen, die man durch Einsparungen im Gesundheitswesen gut finanzieren könnte, da die Menschen weniger krank werden, wenn ihr Nährstoffbedarf tatsächlich gedeckt ist.

GUT, BESSER, ROHKOST

Nicht pasteurisierter Apfelessig kann uns sehr wahrscheinlich mit probiotischen Mikroorganismen versorgen. Sie helfen uns, unsere Nahrung zu verdauen. Wenn wir eine gute Verdauung haben, geht es uns wesentlich besser. Aber noch besser geht es uns, wenn auch unsere Nahrung eine gute Qualität hat. Die beste Qualität ist »rohköstliche« Pflanzenkost, denn sie enthält noch alle Nährstoffe, die der Körper leicht aufnehmen kann. Übrigens: Probiotika lieben Pflanzenkost! Da sie durch Erhitzen geschädigt werden, mögen sie es am liebsten roh. In einem Nahrungsumfeld mit hohem Rohkostanteil können sie ihre Power am besten entfalten, um uns zu dauerhafter Gesundheit zu verhelfen.

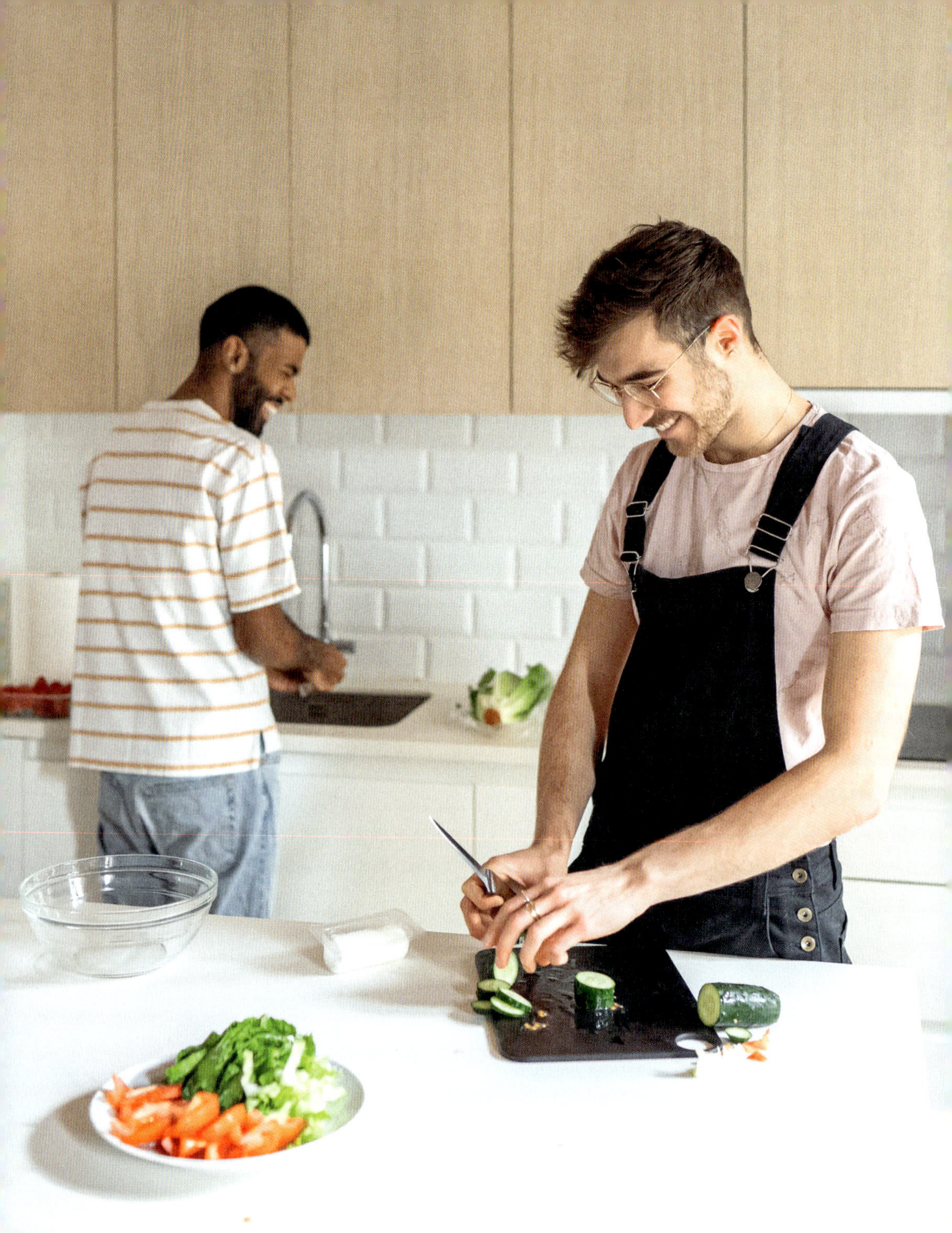

Besser leben mit Apfelessig

Mit unseren leckeren Rezepten und einfachen Anwendungen kann der Apfelessig mit all seiner Kraft ab sofort Einzug in Ihr Leben halten.

Apfelessig im Alltag

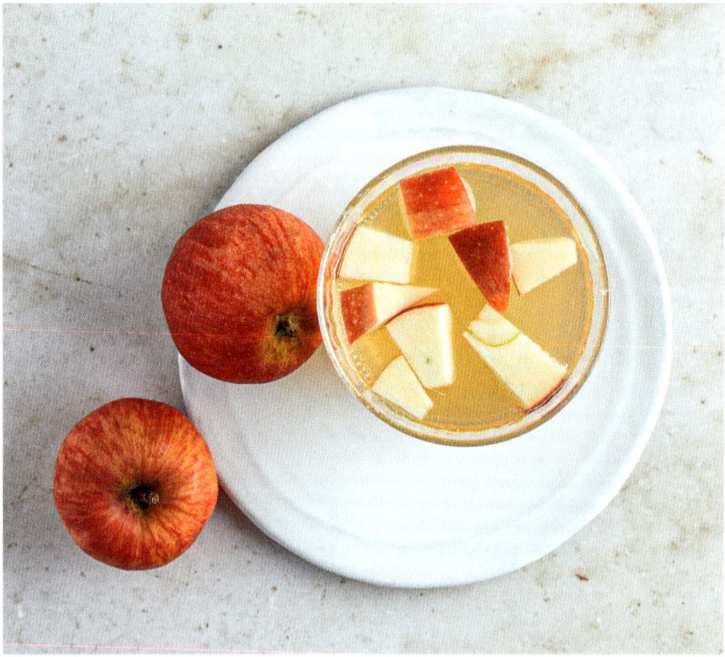

Pst! Kommen Sie mal ein kleines Stückchen näher! Bevor wir uns mit den vielen wunderbaren Anwendungsmöglichkeiten des Apfelessigs beschäftigen, möchte ich Ihnen ein (vielleicht) schockierendes Geheimnis verraten: Apfelessig schmeckt eigentlich gar nicht! Oder finden Sie ihn so richtig lecker?

Werden Sie zum »Gesundschmecker«

Nicht wenige Menschen verziehen spontan das Gesicht, wenn sie sich vorstellen, jeden Tag Apfelessig trinken zu müssen – und dann auch noch ungesüßt! Gerade die Feinschmecker ziehen kritisch ihre Nasen hoch. Ich habe dazu die folgende Beobachtung gemacht: Wer Apfelessig-Wasser trinkt, ist kein Feinschmecker im klassischen Sinne. Diese Menschen sind vielmehr »Gesundschmecker« – gerade weil sie einen feinen Geschmack haben.
Und sie haben nicht nur einen feinen Geschmack, sondern auch einen feinen Verstand. Sie verstehen, dass Leben von Leben kommt und dass die Probiotika, die lebendigen Mikroorganismen, den entscheidenden Unterschied machen. Probiotika entstehen durch den Fermentationsprozess, also durch das »Kochen ohne Feuer«, durch die Transformation der Nährstoffe für volle Bioverfügbarkeit *(siehe Seite 18)*.

FÜR INNEN UND AUSSEN, DRINNEN UND DRAUSSEN

Was die gesundheitliche Wirkung angeht, ist der Apfelessig einfach nicht zu schlagen. Er begleitet die Menschheit schon seit Jahrtausenden *(siehe Seite 12–13)* und wird sie auch in Zukunft als zeitloses Hausmittel unterstützen – für innen und außen, für Darm und Haut, für Küche und Badezimmer, für Haus und Garten.
Genießen Sie also ab sofort den Apfelessig-Effekt! Kein anderes Lebensmittel kann ein so beeindruckendes Erfolgsportfolio im Hinblick auf innere und äußere Anwendungen vorweisen. Die besten Möglichkeiten, die Kraft des Apfelessigs in Ihrem Leben zu nutzen, finden Sie im folgenden Praxisteil.

WIRKUNGSBEREICH: DARM & HAUT

Apfelessig wirkt genau dort, wo unser Leben als (vermeintliches) Einzelwesen beginnt: auf unserer Haut und in unserem Darm. Dies sind die entscheidenden Kontaktbereiche zur Außenwelt. Wie wir uns als Menschen fühlen, hängt wesentlich von unserem inneren und äußeren Befinden ab. Und eine gute Gesundheit beginnt genau an den Grenzen, wo auch unser Körper beginnt: im Darm und auf der Haut.

Gebrauchsanweisung für tägliche Apfelessig-Power

Sie möchten den Apfelessig als Gesundheitsbegleiter nutzen? Nichts leichter als das – mit selbst gemachtem Apfelessig-Wasser! Wenn Sie mindestens 2-mal, vielleicht sogar 3-mal täglich auf die Kraft des Apfelessigs setzen, werden Sie schon bald eine positive Wirkung spüren.

APFELESSIG-WASSER

Um Apfelessig-Wasser selbst zu mischen, genügen drei einfache Schritte. Man kann die Zubereitung noch nicht einmal als richtiges Rezept bezeichnen:

- *Kaufen Sie sich zuerst eine Flasche naturtrüben, nicht pasteurisierten Apfelessig in Bioqualität.*
- *Geben Sie davon 1 Esslöffel (10 Milliliter) in ein Glas lauwarmes Wasser (250 Milliliter). Die Temperatur des Wassers sollte unter 40 Grad betragen.*
- *Trinken Sie immer morgens und abends je ein Glas Apfelessig-Wasser vor dem Zähneputzen.*
- *Genießen Sie den Apfelessig-Effekt!*

Mehr brauchen Sie nicht zu tun, um sich dauerhaft mit lebendigen Mikroorganismen zu versorgen! Wie Sie sehen, war Gesundheitsvorsorge niemals einfacher, und wenn Sie den Genuss des Apfelessig-Wassers mit seinen vielfältigen positiven Wirkungen wie in der Gebrauchsanweisung beschrieben mit dem Zähneputzen verbinden, wird er schnell zur wohltuenden Gewohnheit!

Mein Tipp: Stellen Sie das Glas Apfelessig-Wasser direkt neben Ihren Zahnputzbecher!

STILLES WASSER

Bitte verwenden Sie nur Wasser ohne Kohlensäure für Ihr Apfelessig-Wasser. Kohlensäure schädigt die lebendigen Mikroorganismen im Apfelessig und vermindert dadurch seinen positiven Effekt. Sprudelwasser sollte nur in Ausnahmefällen, zum Beispiel für Apfelessig-Limo *(siehe Seite 76)*, verwendet werden.

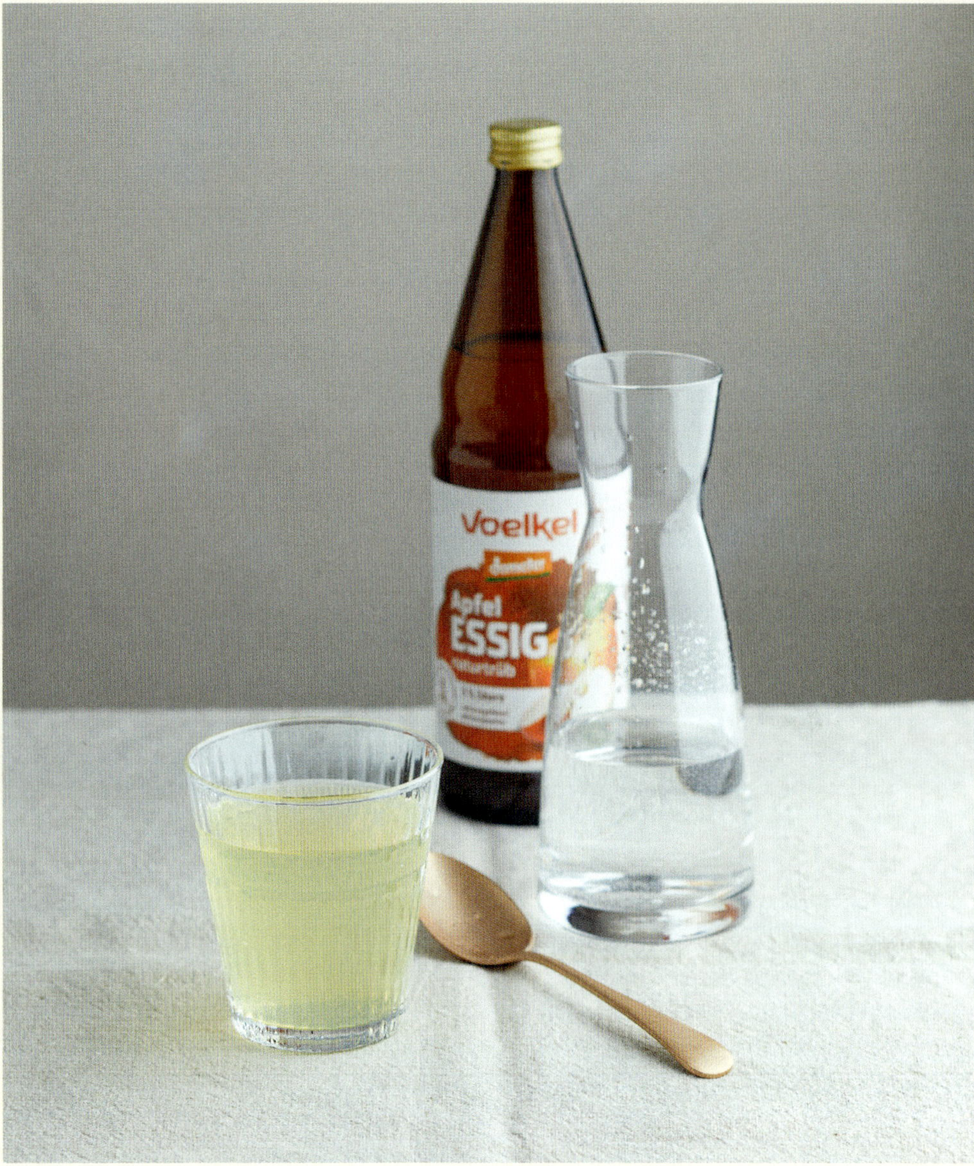
Voelkel
Apfel
ESSIG

Wohltuende Tagesroutine mit Apfelessig

Wenn Sie den Apfelessig-Effekt am eigenen Leib erfahren möchten, ist es ratsam, eine gesunde Tagesroutine zu entwickeln und auf Dauer beizubehalten.

DAS MINIMUM: MORGENS UND ABENDS

Mit einem festen Morgen- und Abendprogramm versorgen Sie Ihren Körper sowohl zu Beginn der Wach-, als auch zu Beginn der Schlafphase mit den Nährstoffen und lebendigen Mikroorganismen des Apfelessigs. Damit schaffen Sie zwei stabile Grundpfeiler für Ihre Gesundheit und Ihr Wohlbefinden.

APFELESSIG-AFFIRMATION

Mein Körper heißt die milde Säure willkommen und nutzt sie für mein neues Körpergefühl. Ich bin bestens versorgt mit lebendigen Mikroorganismen, den fleißigen Heinzelmännchen meiner strahlenden Gesundheit!

Morgens: Erfrischender Start

Fangen Sie am besten gleich morgens mit einem Glas Apfelessig-Wasser an: Geben Sie dazu 1 Esslöffel (10 Milliliter) Apfelessig auf 250 Milliliter Wasser *(siehe Seite 56)*. Wann Sie das Apfelessig-Wasser trinken, hängt von Ihrer Konstitution und Ihren Vorlieben, aber auch davon ab, was Sie nach dem Aufstehen tun und wie viel Zeit Sie haben, um den Tag gesund zu beginnen.
Im Gegensatz zum Selleriesaft oder grünen Smoothie müssen Sie Ihren morgendlichen Drink mit ungesüßtem, nicht pasteurisiertem Apfelessig nicht auf nüchternen Magen trinken. Essigsäure, wenn auch stark verdünnt, ist unmittelbar nach dem Aufstehen nicht für jedermann ein Genuss. Falls Sie so früh am Tag Probleme mit der Verträglichkeit haben oder den sauren Geschmack noch nicht mögen, können Sie Ihr Apfelessig-Wasser auch später vor dem Frühstück trinken. Es kommt darauf an, wann Sie aufstehen und wie Sie Ihren Tag beginnen.
Zu Beginn ist es ratsam, den Körper langsam an die tägliche Aufnahme der Säure zu gewöhnen *(siehe Seite 60)*. Machen Sie sich immer wieder bewusst: »Die gesunde Säure des Apfelessigs bringt mein Darm-Haut-System ins Gleichgewicht!« Sie können auch die nebenstehende Affirmation benutzen. Ein behutsamer Einstieg macht den entscheidenden Unterschied und für alle, die von Grund

auf gesund sein möchten, ist die tägliche Portion Apfelessig-Wasser die beste Maßnahme, die sie für sich treffen können. Davon abgesehen sollten Sie morgens als Erstes eine »Leberdusche« machen, indem Sie ein Glas heißes Wasser (ohne Apfelessig) trinken. Dieses immer gleiche Ritual gibt das Startsignal für den Stoffwechsel.

Abends: Regenerierende Vitalstoffe
Ein lauwarmes Glas Apfelessig-Wasser vor dem Schlafengehen (und vor dem Zähneputzen) ist eine Wohltat für den Körper. Anders als am Morgen bringt es den Stoffwechsel nicht in Schwung, sondern versorgt den Körper mit wertvollen Vitalstoffen, damit er in der Stille der Nacht seine regenerierende Arbeit leisten kann.

DAS ZIEL: 3-MAL TÄGLICH

Wenn es Ihr Gesundheitszustand verlangt und Sie das Bedürfnis verspüren, können Sie auch vor jeder Hauptmahlzeit ein Glas Apfelessig-Wasser trinken. Sie fördern damit Ihre Verdauung, stabilisieren Ihren Blutzuckerspiegel und regulieren darüber auch Ihren allgemeinen Energiezustand. Sollten Sie tagsüber außer Haus sein, genügt es aber auch, wenn Sie den verdünnten Apfelessig morgens nach dem Aufstehen und abends vor dem Schlafengehen trinken.

MEIN TAGESPROGRAMM

7 Uhr: Nach dem Aufstehen mache ich eine Leberdusche und trinke ein großes Glas heißes Wasser.
8 Uhr: Auf die Meditation folgen mein morgendliches Apfelessig-Wasser *(siehe Seite 56)* und 20 Minuten Körperübungen.
8:30 Uhr: Ich entsafte ein paar Stangen Staudensellerie im Slow-Juicer und trinke 250 Milliliter Saft. Es folgt ein Frühstück mit Haferflocken, Früchten, Nüssen und Kaffee.
13 Uhr: Vor dem kalten Mittagessen mit viel Rohkost püriere ich im Hochleistungsmixer einen Liter grünen Smoothie und trinke die Hälfte.
17 Uhr: Meinen Five O'Clock Tea zelebriere ich mit einem großen Pott grünem Tee.
19 Uhr: Ich trinke die zweite Hälfte des grünen Smoothies und bereite ein einfaches, warmes und veganes Abendessen zu.
ab 21 Uhr: Mit Spaziergang, Meditation und einem Glas Apfelessig-Wasser beschließe ich den Tag.

SCHLEICHEN SIE SICH BEHUTSAM EIN

Wie erwähnt müssen Sie nicht gleich von null auf hundert gehen und 3-mal täglich Apfelessig-Wasser trinken. Fangen Sie einfach mal morgens an und beobachten Sie, was in Ihrem Körper geschieht. Wenn der Apfelessig Ihnen guttut – und das wird er! –, können Sie die Dosis erhöhen. Je regelmäßiger Sie Ihr Apfelessig-Wasser am Morgen und Abend (oder vor den Hauptmahlzeiten) trinken, desto nachhaltiger wird sich seine positive Wirkung auf Ihr allgemeines Wohlbefinden manifestieren.

Zu Beginn kann es hilfreich sein, sich zur Erinnerung auf die altmodische Art Zettel an den Küchenschrank zu kleben oder sich von einer Gesundheitsapp auf dem Handy erin-

REGELN FÜR UNBESCHWERTEN APFELESSIG-GENUSS

Naturprodukte wie Apfelessig können bei unachtsamer Handhabung auch unerwünschte Effekte haben. Für eine sichere Anwendung sollten Sie die folgenden wichtigen Punkte beachten.

Verdünnen Sie Ihren Apfelessig immer mit Wasser: Nehmen Sie ihn niemals pur ein, um Schleimhautreizungen in Rachen und Magen zu vermeiden.

Schützen Sie einen empfindlichen Magen: Menschen mit Magenproblemen sollten sich besonders vorsichtig einschleichen. Umgekehrt können sie aber auch darauf hoffen, dass die Kraft des Apfelessigs ihren Magen und ihren Darm wieder ins Gleichgewicht bringt.

Verwenden Sie einen Glasstrohhalm: Um den Zahnschmelz zu schonen, kann es ratsam sein, das Apfelessig-Wasser mit Strohhalm zu trinken.

Spülen Sie nach: Spülen Sie den Mund stets mit klarem Wasser aus!

Und selbstverständlich gilt auch für den Apfelessig die Redensart: »Die Dosis macht das Heilmittel – oder das Gift!« Mit fühlender Aufmerksamkeit gegenüber dem eigenen Körper lässt sich Apfelessig leicht dosieren und effektiv nutzen.

nern zu lassen. Sollten Sie dennoch mal für 2 Wochen vergessen haben, Ihr Apfelessig-Wasser zu trinken, beginnen Sie einfach von vorn oder nehmen den sauren Faden dort wieder auf, wo Sie ihn verloren haben.

PFLEGEN SIE DIE RICHTIGE GEISTESHALTUNG

Oftmals scheitern gesunde Vorhaben oder Ernährungsumstellungen daran, dass wir am Anfang zu perfektionistisch sind. Wenn es nicht gleich richtig klappt und nicht sofort wie erhofft »wirkt«, reden wir uns ein, das Ganze sei offensichtlich nichts für uns und es sei sowieso besser, am Gewohnten und scheinbar Bewährten festzuhalten, nach dem Motto: »Da weiß man, was man hat.« Doch das ist ein Trugschluss. Geben Sie sich deshalb die Zeit, die Sie brauchen!

IN DREI SCHRITTEN ZU NEUEM WOHLBEFINDEN

Zusammenfassend lauten mein Fazit und meine Kurzanleitung für eine gesunde Tagesroutine: Kaufen Sie nur naturtrüben, nicht pasteurisierten Apfelessig in Bioqualität. Trinken Sie ihn (mindestens) 2-mal täglich, also morgens und abends, mit Wasser verdünnt. Und genießen Sie die wohltuenden Wirkungen des Apfelessigs und seiner lebendigen Mikroorganismen, wenn Darm und Haut ins Reine kommen.

Natürliche Vitalkuren mit Apfelessig

Es ist für viele Menschen nicht einfach, die Lebensweise umzustellen und eine gesündere Struktur in ihren Alltag zu bringen. Es braucht dazu die feste Entscheidung, dass man nicht mehr so weitermachen möchte wie bisher, und den festen Willen, die Missstände auch tatsächlich anzugehen und das eigene Verhalten Schritt für Schritt immer mehr zu verändern.
Natürliche Vitalkuren wie ein Detox oder ein (Saft-)Fasten sind bewährte Hilfsmittel, um dem Körper zu zeigen, wie es in Zukunft laufen soll. Sie geben ihm quasi kurzfristig die Möglichkeit, einmal ganz anders zu handeln und zu empfinden. Wer regelmäßig entgiftet und fastet, lernt, innezuhalten und zumindest für eine kurze Zeit aus dem gewohnten Ernährungstrott auszubrechen. Dadurch bekommt er die Chance auf einen Neuanfang und darauf, im Anschluss daran gesünder weiterzumachen.

DETOX

Wenn es für Sie zur Routine geworden ist, morgens und abends ein Glas Apfelessig-Wasser zu trinken, wird Ihre Verdauung so gestärkt, dass eine stete Entgiftung stattfindet und dadurch immer mehr verhindert wird, dass sich Giftstoffe im Darm einnisten.

Wer den Wunsch hat, gesund zu leben, wird nach und nach einen Lebensstil entwickeln, der dafür sorgt, dass die Lebensenergie fließen kann und das persönliche Wohlergehen in den Vordergrund rückt. In diesem Zusammenhang ist es empfehlenswert, beizeiten vorzubeugen und gesunde Gewohnheiten zu entwickeln, also immer mehr auf das zu verzichten, was dem Körper nicht guttut. Der Steckbrief des Apfelessigs *(siehe Seite 35)* zeigt uns, dass dieser gesunde Tausendsassa eine sehr gute – wenn nicht sogar die beste – Komponente eines gesunden Lebens ist.
Ein Detox, also eine »Entgiftung«, findet dabei nicht nur im Körper, sondern auch auf der Haut statt. Genau wie der Darm ist auch unsere äußere Hülle ständig wechselnden äußeren Einflüssen ausgesetzt.
Die »Beauty-Power« des Apfelessigs für Haut und Haare basiert in erster Linie auf den entgiftenden, das heißt den antibakteriellen, fungiziden und entzündungshemmenden Eigenschaften der enthaltenen Essigsäure. Wenn Sie 6 Wochen lang Ihr Gesicht 3-mal und Ihre Haare 1-mal wöchentlich mit Apfelessig behandeln *(siehe Seite 101 und 106)*, werden nicht nur Sie selbst positive Veränderungen Ihrer äußeren Erscheinung feststellen. Auch Ihr Umfeld wird Ihren strahlenden Glow bemerken. Besonders entgiftend und anregend wirkt ein begleitendes Apfelessigbad 1-mal die Woche *(siehe Seite 110)*.

(SAFT-)FASTEN

Der Apfelessig eignet sich allein schon deshalb gut zum Fasten, weil er unter anderem den Appetit zügelt, den Blutzuckerspiegel in Balance hält und Hungerattacken entgegenwirkt. Trinken Sie während des Fastens 3-mal täglich, also jeweils morgens, mittags und abends, 250 Milliliter Apfelessig-Wasser *(siehe Seite 56)*.
Ich empfehle das Apfelessig-Wasser als Ergänzung im Rahmen eines Saftfastens. Beim sogenannten Saftfasten verzichten Sie ganz auf feste Nahrung und ernähren sich stattdessen von Kräutertees sowie frisch gepressten Obst- und Gemüsesäften.

DRÜCKEN SIE JETZT DIE RESET-TASTE!

Gerade wenn Sie Apfelessig nicht täglich trinken oder auf andere Weise anwenden möchten, kann es sinnvoll sein, regelmäßige Detox- oder Fastenkuren damit einzulegen. So können Sie trotzdem seine positiven Wirkungen erfahren, denn er ist ein ausgezeichnetes natürliches Gesundheitsmittel mit dem Potenzial, Darm und Haut zu sanieren und die Zusammensetzung der Mikroorganismen von Darm und Haut neu einzustellen.
Ein weiterer Vorteil: Bei richtiger (und maßvoller) Anwendung hat Apfelessig keine Nebenwirkungen und wird seit Generationen erfolgreich eingesetzt.

Tagesplan Saftfasten

Das Saftfasten ist eine einfache Möglichkeit, zwischendurch einen Entlastungstag einzulegen. Ein Saftfastentag mit einer Gesamtmenge von 2,5 Litern Flüssigkeit könnte zum Beispiel so aussehen:

WANN	WAS	WIE VIEL
7 Uhr	Leberdusche	300 Milliliter heißes Wasser
8 Uhr	Apfelessig-Power I	250 Milliliter Apfelessig-Wasser
9 Uhr	Arterien-Putzer	250 Milliliter frisch gepresster Selleriesaft
11 Uhr	Frucht-Turbo	250 Milliliter frisch gepresster Orangensaft
13 Uhr	Apfelessig-Power II	250 Milliliter Apfelessig-Wasser
15 Uhr	Energieschub	300 Milliliter grüner Tee
17 Uhr	Gemüse-Turbo	250 Milliliter frisch gepresster Möhrensaft
19 Uhr	Touchdown	400 Milliliter Kräutertee
21 Uhr	Apfelessig-Power III	250 Milliliter Apfelessig-Wasser

FASTENTIPPS

Achten Sie auf Rohkostqualität: Verwenden Sie bitte nur frische, selbst hergestellte oder nicht pasteurisierte Säfte in Rohkostqualität.
Benutzen Sie einen Slow-Juicer: Damit wird Ihr Obst und Gemüse langsam und schonend entsaftet. Andere Entsafter sind nicht so gründlich in der Saftausbeute. Außerdem saugen sie zu viel Sauerstoff ein, der die wertvollen Antioxidantien im Saft unnötig schädigt.

Entsaften Sie nur Obst und Gemüse in Bioqualität: Dies ist beim Fasten besonders wichtig. Schließlich wollen Sie entgiften und keine neuen Giftstoffe aufnehmen, die sich aufgrund des Pestizid-, Fungizid- und Herbizideinsatzes in Produkten der konventionellen Landwirtschaft befinden.
Vermeiden Sie Belastungen: Optimal ist, wenn Sie an diesen Tagen zu Hause sind und etwa im Homeoffice arbeiten, um Zubereitung und Verzehr der Säfte und Tees zu steuern.

Babypflege: Gesunde Erstbesiedelung

Nachdem ein Baby auf der Welt ist, muss es so schnell wie möglich ein gesundes Darm- und Hautmikrobiom aufbauen. Auch in diesem Bereich kann sich der naturtrübe, nicht pasteurisierte Apfelessig bewähren und die Erstbesiedelung mit gesunden Mikroorganismen unterstützen.

AUFBAU EINES GESUNDEN DARMMIKROBIOMS

Im Mutterleib ist das Ungeborene noch abhängig von den Mikroorganismen der Mutter, die ihm dabei helfen, die physischen Grundlagen für die eigene Verdauung zu entwickeln. Sie sorgen auch dafür, dass beim Stillen die Muttermilch in der Regel gut verdaut wird. Aber sobald das Kind abgestillt ist, nimmt es neue Nahrungsstoffe auf und benötigt andere Mikroorganismen, um sie gut verdauen zu können. Diese Phase ist für den Säugling manchmal schwierig, er weint häufiger und beschert oft der ganzen Familie schlaflose Nächte.

Die gesunde »Mikroorganisation« der frühkindlichen Verdauung wird in jüngster Zeit auch dadurch erschwert, dass immer häufiger antibakterielle Seife in der Babypflege benutzt wird und schon sehr kleinen Kindern Antibiotika verabreicht werden. Eine Alternative zur ungebremsten Fortsetzung dieser Entwicklung könnten auch hier die Probiotika im naturtrüben, nicht pasteurisierten Apfelessig sein.

Sobald ein Baby nicht mehr an der Mutterbrust trinkt, kann der Apfelessig gezielt eingesetzt werden. Das Prinzip lautet: »Von der Flasche ins Fläschchen!« Natürlich wird der Apfelessig bei der Säuglingsanwendung viel stärker verdünnt als bei Erwachsenen. Ein Mischverhältnis von 1 : 100 kann als allgemeine Regel gelten.

Hier eine kurze Gebrauchsanweisung: Geben Sie 1 Teelöffel (3 Milliliter) naturtrüben, nicht pasteurisierten Apfelessig in Bioqualität in eine Babyflasche, die mit 300 Millilitern Tee oder Saft gefüllt ist. Umrühren – fertig!

Besonders wenn Sie Ihre Babyfläschchen vor dem Gebrauch sterilisieren, sollten Sie der Babynahrung die lebendigen Mikroorganismen des Apfelessigs zusetzen, da neben potenziellen Krankheitserregern beim Sterilisieren auch nützliche Bakterien zerstört werden.

OPTIMALE BESIEDELUNG DER BABYHAUT

Auch die Haut von Säuglingen sollte gezielt mit hilfreichen Bakterienstämmen besiedelt werden. Normalerweise entwickelt sich das Mikrobiom der Haut durch den direkten Körperkontakt mit anderen Menschen, in erster Linie den Eltern und Geschwistern.

Die äußere Anwendung von verdünntem Apfelessig kann ein gesundes Hautmikrobiom zusätzlich fördern. Geben Sie dazu 2 Esslöffel (20 Milliliter) Apfelessig in eine mit 20 Litern Wasser gefüllte Babybadewanne. Wunde Hautpartien können Sie auch mit einer Lösung betupfen, die aus 1 Teil Apfelessig auf 100 Teile Wasser besteht (siehe oben). Denn zu den besonderen Stärken des nicht pasteurisierten Apfelessigs gehört seine wundheilende und entzündungshemmende Kraft *(siehe Seite 43)*.

Vergessen Sie bei der Pflege des zarten Babykörpers nicht, dass der naturtrübe, nicht pasteurisierte Apfelessig im Darm und auf der Haut basisch verstoffwechselt wird. Bei richtiger Verdünnung kann seine Säure deshalb auch keinen Schaden anrichten.

Achten Sie bei der Anwendung besonders darauf, dass der Apfelessig die Schleimhäute des Kindes nicht reizen kann. Aber eine Verdünnung im Verhältnis von 1 : 100 mit Wasser ist für Ihren Nachwuchs sicher.

Tipp

Verrühren Sie 300 Gramm einer Babylotion mit 1 Teelöffel (3 Milliliter) naturtrübem, nicht pasteurisiertem Apfelessig. So können die Probiotika im Apfelessig auch bei der täglichen Hautpflege Ihres Kindes wirken.

Babys werden in eine Welt voller Mikroorganismen hineingeboren und haben in der ersten Zeit die wichtige Aufgabe, sowohl ein funktionales Darm- als auch ein gesundes Hautmikrobiom aufzubauen

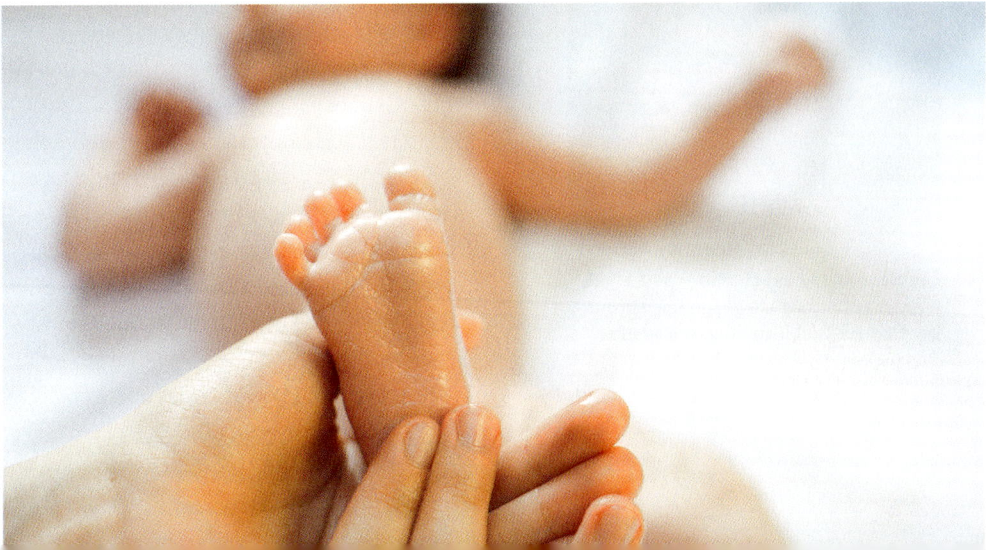

INTERVIEW

Ein Löffel Gesundheit

Wie Apfelessig das Leben verändern kann, haben Lea Nassim Tajbakhsh und Walid Malik aus Berlin am eigenen Leib erlebt. Ihr Erfolg zeigt, was mit diesem Gesundheitsbegleiter möglich ist.

Was bedeutet Apfelessig für euch?

Apfelessig ist für uns mehr als ein Hausmittel, er ist tägliche Selbstfürsorge. Ob zur Unterstützung der Verdauung, bei der Haut- und Haarpflege oder als sanfter Begleiter bei Prädiabetes: Dieses Naturprodukt hat in unserem Alltag einen festen Platz gefunden. Was früher nur als saurer Küchenklassiker galt, ist für uns längst zu einem festen Ritual geworden, innerlich wie äußerlich. Wir trinken Apfelessig mittlerweile zu fast jedem Essen – verdünnt mit Wasser, etwa 1 bis 2 Teelöffel pro Glas, immer mit einem Strohhalm, damit die Zähne geschützt bleiben.

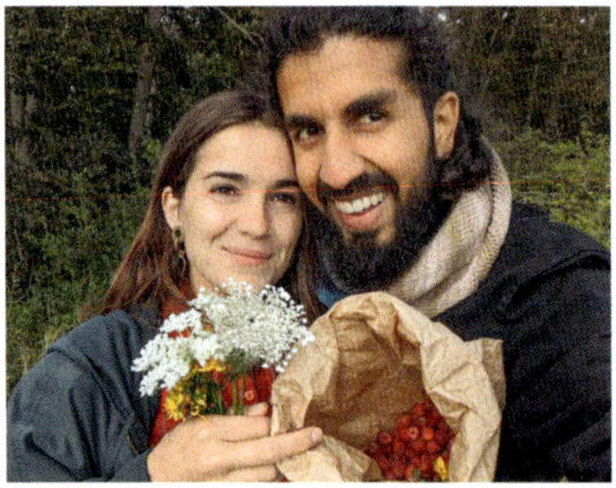

Lea Nassim Tajbakhsh und Walid Malik nutzen Apfelessig als gesunden Allrounder und zur Stabilisierung von Walids Blutzucker

Hat Apfelessig eure Gesundheit verändert?

Für uns ist das Trinken ein kleiner heilsamer Akt, denn seit wir das regelmäßig machen, sind Blähungen und Magen-Darm-Beschwerden wie weggeblasen. Der Bauch fühlt sich leichter an, der Körper insgesamt ruhiger. Die Verdauung ist stabiler, die Energie nach dem Essen deutlich besser. Gerade mit einem empfindlichen Stoffwechsel ist das für uns ein echter Gamechanger.

Walid lebt außerdem mit einer leichten Form von Prädiabetes, also einer gestörten Glukosetoleranz, und spürt ganz deutlich: Der Apfelessig hilft, den Blutzucker besser zu regulieren. Die typischen Schwankungen nach dem Essen sind kaum noch da. Er erlebt weniger Müdigkeit und Energieeinbrüche, fühlt sich stabiler, ist klarer im Kopf und weniger ausgelaugt. Es ist fast so, als würde der Apfelessig seinem Körper helfen, mit dem Zucker besser klarzukommen.

Hat sich auch äußerlich etwas getan?

Die Haut hat sich sichtbar verbessert. Sie wirkt reiner, frischer, ausgeglichener. Wir sind überzeugt, dass die entgiftende Wirkung von Apfelessig hier eine große Rolle spielt. Für uns ist Apfelessig ein kleines Detox-Wunder, ganz ohne Hype.

Wofür nutzt ihr Apfelessig noch?

In unserem Haushalt ist Apfelessig ein echtes Multitalent. Besonders bei der Haarpflege greifen wir regelmäßig darauf zurück. Wir mischen ihn mit Wasser in einer Sprühflasche, tragen ihn auf die Kopfhaut auf, lassen ihn etwa 30 Minuten einwirken und spülen dann gründlich aus. Die Wirkung ist sehr beeindruckend: Schuppen verschwinden, die Kopfhaut beruhigt sich und das Haar wirkt sichtbar kräftiger und glänzender.

Wie genießt ihr Apfelessig am liebsten?

Wir setzen Apfelessig gern mit Kräutern, Chili oder Knoblauch an. So entsteht unser ganz persönlicher Essigmix, der nicht nur gut schmeckt, sondern auch eine gewisse Wärme, Wildheit und Naturverbundenheit mit sich bringt. Es ist ein bisschen wie Hausmedizin und Küchenkunst in einem.

In der kälteren Jahreszeit bereiten wir daraus oft ein kleines Immunbooster-Getränk zu: Apfelessig mit warmem Wasser, Zimt, Kurkuma und einem Spritzer Zitrone – für uns ein beruhigendes Ritual, das gleichzeitig das Immunsystem stärkt. Gerade in Kombination mit einer ayurvedisch inspirierten Küche, die bei uns zu Hause einen festen Platz hat, spüren wir die wohltuende Wirkung dieses natürlichen Elixiers besonders intensiv.

Was ist beim Kauf zu beachten?

Wir achten immer auf die Qualität: Uns kommt nur biologisch hergestellter, naturtrüber Apfelessig ins Haus, möglichst mit der Essigmutter, also den lebendigen Essigbakterien. Obwohl wir ihn täglich nutzen, ist Apfelessig kostengünstig und ergiebig, ein echtes Naturprodukt, das wirkt, ohne teuer zu sein.

Was ist für euch das Besondere?

Mittlereile empfehlen wir Apfelessig auch unseren Freundinnen und Freunden weiter – nicht als Wundermittel, sondern als etwas, das Teil einer bewussten, geerdeten Lebensweise sein kann. Genau das macht ihn für uns so besonders: Apfelessig ist für uns weit mehr als ein Trend. Er ist ein alltäglicher Begleiter, ein Symbol für Achtsamkeit, Natürlichkeit und Selbstfürsorge. Das Schönste aber ist: Er bringt uns immer wieder zurück zu den einfachen Dingen – und zu uns selbst.

Für den Darm: Apfelessig-Rezepte

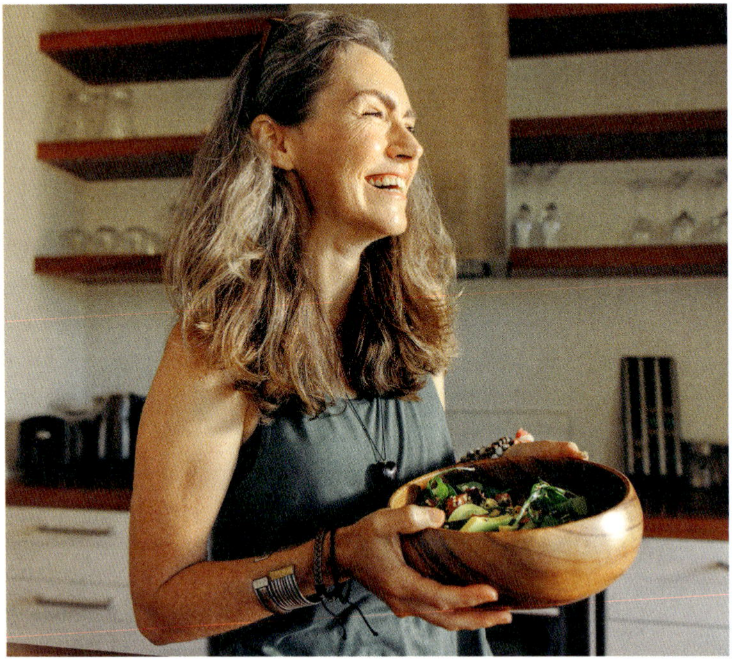

Lassen Sie sich von der großen Vielfalt der gesunden Genussmöglichkeiten überraschen, welche die (kalte) Küche mit Apfelessig bietet – von Getränken über Salate, Dressings, Desserts und Marinaden bis hin zu den innovativen veganen »Probiotika-Protein-Pasten«, für die Hülsenfrüchte wie Bohnen die Basis bilden.

Apfelessig-Shots

Apfelessig-Shots sind die »Gourmetalternative« zu dem im Geschmacksvergleich eher asketisch daherkommenden Apfelessig-Wasser. Zum Entsaften empfehle ich Ihnen einen Slow-Juicer für eine besonders nährstoffschonende Zubereitung.

Dressings, Salate, Desserts

Die zweite Rezeptkategorie sind Dressings, Salate und Desserts. Viele Menschen geben anstelle von Zitronensaft bereits gelegentlich Apfelessig an ihren Salat. Oft weichen sie aber nur ersatzweise darauf aus und natürlich zählt es auch dann für die Gesundheit. Aber wie Sie wissen, ist der Apfelessig mehr als ein »Lückenbüßer« und kann seine probiotische Qualität zeigen, wenn er Bestandteil schmackhafter Dressings für kalte Salate und leckere Desserts ist. Bei der Grundlage dieser Mahlzeiten kann es sich um frische grüne Blattsalate oder Gemüsesalate handeln. Eine sättigende Mahlzeit bilden gehaltvollere Kreationen mit kalten Kartoffeln oder Nudeln, kaltem Reis oder Quinoa.

Aromatische Marinaden

Salatdressings und Desserts sind nicht die einzige Möglichkeit, Apfelessig in Ihre Mahlzeiten einzubauen, um in den Genuss seiner wertvollen Probiotika zu kommen. Eine raffinierte Strategie ist es auch, Zutaten wie etwa Tofu mit Apfelessig zu marinieren. Werden sie anschließend nicht erhitzt, bleiben die gesunden Inhaltsstoffe des Apfelessigs voll erhalten und werden auf elegante Weise in den Körper geschmuggelt.

Weltneuheit: Probiotika-Protein-Pasten

Eine innovative Variante, den Apfelessig mit seinen wohltuenden Probiotika kulinarisch wertvoll zu verpacken, sind die »Probiotika-Protein-Pasten« (PPPs). Sie sind nicht nur einfach zuzubereiten, sondern auch noch ein echter Genuss *(ab Seite 91)*!

Wichtiger Mengenhinweis

Für alle Rezepte in diesem Buch gilt:
1 Esslöffel = 10 Milliliter
1 Teelöffel = 3 Milliliter
Der Grund dafür liegt nicht nur darin, dass die modernen Esslöffel inzwischen kleiner und flacher sind und tatsächlich nur 10 Milliliter (statt früher 15 Milliliter) aufnehmen. Es hängt in erster Linie mit der empfohlenen Tagesmenge für Apfelessig zusammen, die bei maximal 3 Esslöffeln pro Tag liegt und daher 30 Milliliter umfasst.

Apfelessig selbst gemacht

Es ist schön, Nahrung selbst herzustellen, denn auf diese Weise können wir an den natürlichen Prozessen teilnehmen und unsere Verbundenheit mit der Natur fühlen.

ERST WEIN, DANN ESSIG

Die Produktion von Apfelessig durchläuft mehrere Phasen. Der erste Schritt ist die Herstellung von Apfelwein. Der in den Äpfeln enthaltene und der zugegebene Zucker werden von natürlichen Hefen in Alkohol umgewandelt. Es kommt also zu einer alkoholischen Gärung. Sobald sich der Alkohol gebildet hat, kommen die Essigsäurebakterien ins Spiel. Wie die Hefepilze befinden auch sie sich natürlicherweise in der Luft oder an den Früchten selbst. Um sich vermehren zu können, brauchen sie Alkohol und Sauerstoff. Durch ihre Arbeit wird der Wein schließlich zu Essig. Am besten gelingt Ihr Apfelessig, wenn Sie als Ausgangsprodukt ganze Äpfel in Bioqualität verwenden, also keine Apfelreste, und die Schale nicht abwaschen, sondern bei Bedarf nur abreiben. Kochen Sie das gesamte Zubehör ab, das Sie zum Fermentieren brauchen, und benutzen Sie saubere Tücher.

PROBIOTISCH UND HALTBAR

Wenn Sie bei der Herstellung *(siehe Seite 71)* alles richtig gemacht haben, haben Sie nach 6 Wochen naturtrüben Apfelessig aus erster Hand. Die schlierigen Fäden darin sind kein Fehler, sondern die sogenannte Essigmutter, in der sich die probiotischen Mikroorganismen konzentrieren. Wenn Sie steril gearbeitet haben, ist Ihr Essig unbegrenzt haltbar, sodass Sie ihn (zum Beispiel nach der Apfelernte im eigenen Garten) auch gleich in größeren Mengen herstellen können. Wenn Sie mit Ihrem selbst gemachten Apfelessig nicht nur Ihren Darm und Ihre Haut pflegen, sondern ihn auch im Haus und im Garten einsetzen möchten, können Sie ihn gleich in 5-Liter-Kanister füllen. Achten Sie darauf, die Flaschen oder Kanister fest zu verschließen und kühl und dunkel zu lagern.

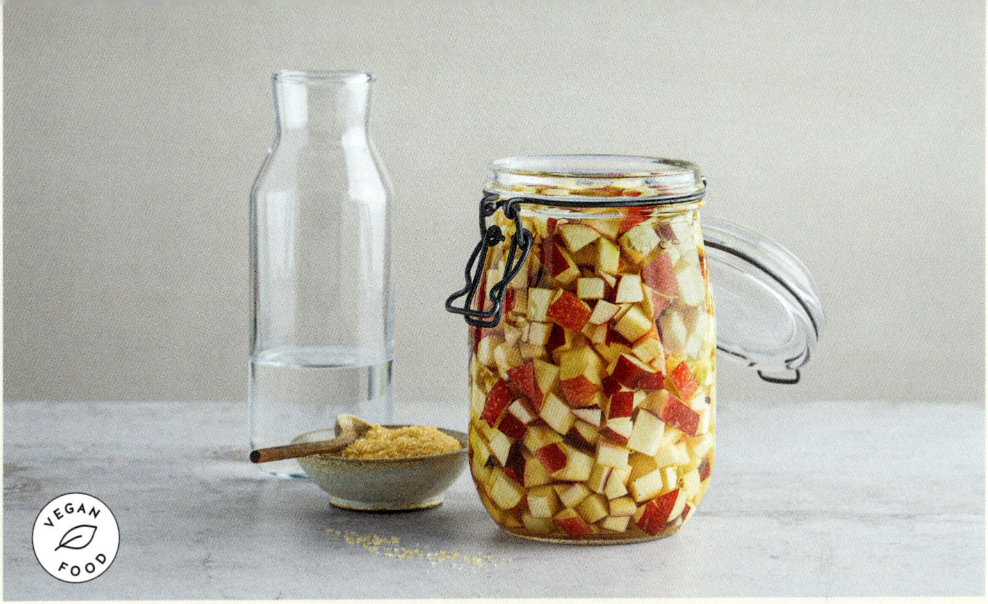

APFELESSIG

Hier ist das Grundrezept, wenn Sie Ihren Apfelessig selbst herstellen möchten. Sie werden sehen, die Mühe lohnt sich!

Für ca. 500 ml Apfelessig • 20 Min. Zubereitung • 6 Wochen Fermentation

---

500 g Äpfel • 1 EL Rohrohrzucker • Wasser • Außerdem: Einmachglas (1 Liter)

---

1. Das Einmachglas in kochendem Wasser sterilisieren und abkühlen lassen.
2. Die Äpfel mit Schale und Kerngehäusen klein schneiden und in das Einmachglas schichten, bis vier Fünftel davon gefüllt sind.
3. Den Zucker hinzufügen.
4. Das Gefäß mit Wasser auffüllen, bis die Apfelstücke vollständig bedeckt sind.
5. Den Deckel auf das Glas legen, aber nicht vollständig verschließen, und das Glas an einen sicheren und ruhigen Platz stellen.
6. Die Mischung alle 2 bis 3 Tage mit einem sauberen Holzlöffel umrühren, damit sich auf der Oberfläche kein Schimmel bildet.
7. Nach 6 Wochen den fertigen Apfelessig durch ein Sieb und einen Trichter in eine oder mehrere Flaschen gießen, die ebenfalls durch Abkochen sterilisiert wurden.

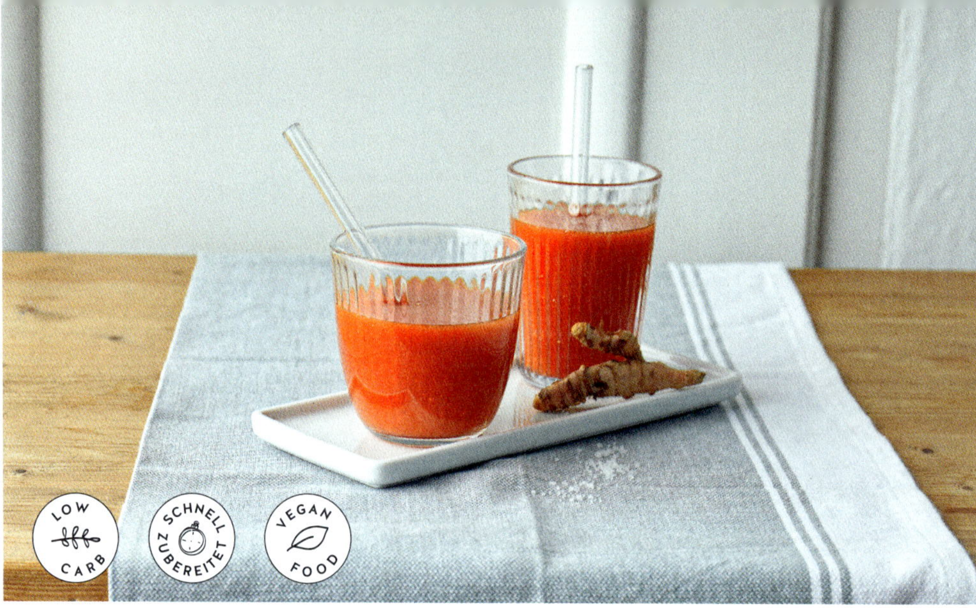

BLOODY LUCY

Dieser Shot ist Marys probiotische Schwester und ein Kraftpaket mit vielen gesunden sekundären Pflanzenstoffen.

Für 4 Portionen • 5 Min. Zubereitung

500 g Tomaten • 1 Stück Kurkumawurzel (ca. 5 cm) • 2 EL Apfelessig, nicht pasteurisiert • Meersalz

1. Tomaten und Kurkumawurzel waschen, klein schneiden und entsaften. Sie sollten insgesamt ungefähr 400 ml Tomaten-Kurkumasaft erhalten.

2. Apfelessig und ½ TL Meersalz hinzufügen und gut umrühren.

3. Die Mischung in 4 Portionen zu je 100 ml aufteilen und genießen.

Tipp

Bitte verwenden Sie nur reife Tomaten zum Entsaften. Sogar überreife Exemplare sind hervorragend zum Entsaften geeignet. Übrigens: Fürs Entsaften können Sie auch die Kurkumawurzel ungeschält verwenden.

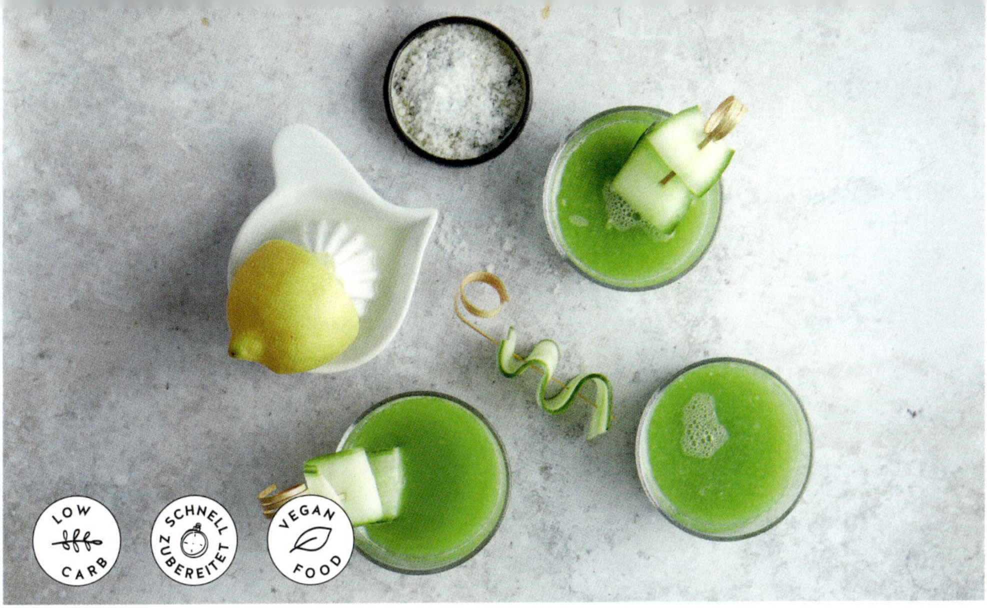

GURKENGLÜCK MIT ZITRONENGEZITTER

Eine erfrischend einfache Mischung, die nicht nur Probiotika liefert, sondern auch die Vitamin- und Elektrolytspeicher füllt.

Für 4 Portionen • 5 Min. Zubereitung

500 g Salatgurken • 1 Zitrone • 2 EL Apfelessig, nicht pasteurisiert • Meersalz

1. Die Salatgurken waschen, klein schneiden und entsaften. Nach dem Entsaften sollten Sie über ungefähr 400 ml Gurkensaft verfügen.
2. Die Zitrone halbieren und auspressen.
3. Apfelessig, Zitronensaft und ½ TL Meersalz zum Gurkensaft geben und gut umrühren.
4. Die Mischung in 4 Portionen zu je 100 ml aufteilen und genießen.

Tipp

Wenn Sie eine Salatgurke in Bioqualität verwenden, können Sie auf das Schälen verzichten, denn sie kann ungeschält in den Entsafter. Einfacher geht es wirklich nicht!

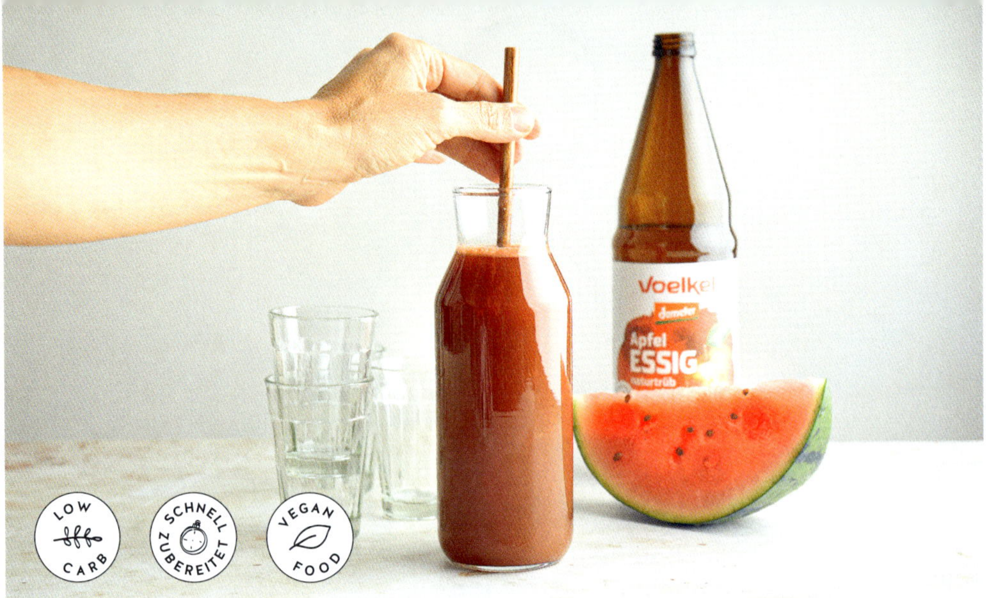

MEGALONE

Verwenden Sie auch die Schale der Wassermelone. Sie rundet den Geschmack ab, enthält Antioxidantien und Chlorophyll.

Für 4 Portionen • 5 Min. Zubereitung

500 g Wassermelone • 2 EL Apfelessig, nicht pasteurisiert

1. Die Wassermelone waschen, in kleine Stücke schneiden und mitsamt Schale und Kernen entsaften. Nach dem Entsaften sollten Sie über ungefähr 400 ml Saft verfügen.
2. Apfelessig hinzufügen und gut umrühren.
3. Die Mischung in 4 Portionen zu je 100 ml aufteilen und genießen.

Tipp

Das Entsaften ist die wohl schnellste und sparsamste Verwendung der Wassermelone: Wenn Sie Biofrüchte kaufen, können Sie sie mit Schale und Kernen in den Entsafter geben – denn die zahlen Sie schließlich mit!

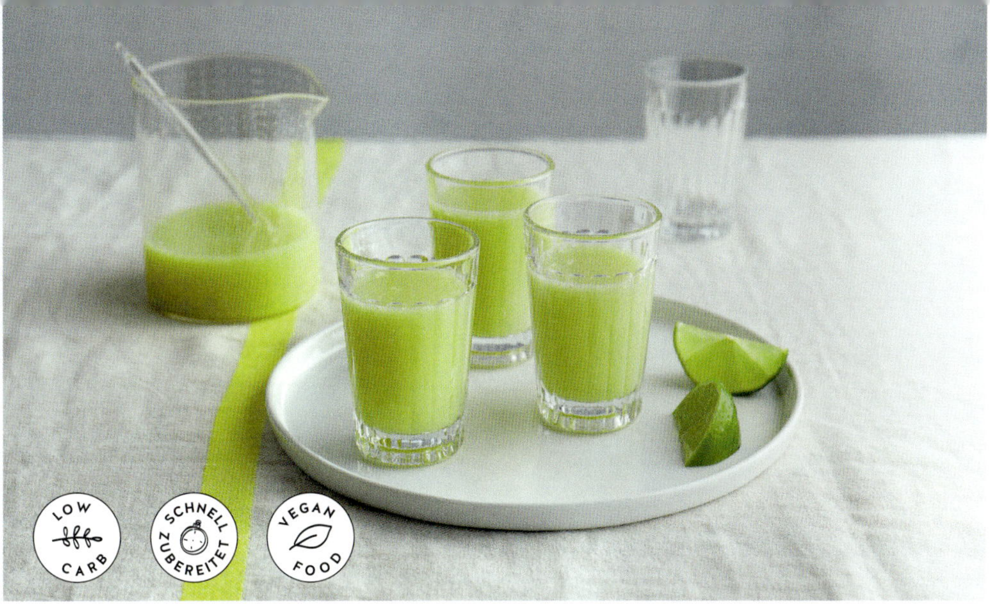

LIMETTENLIEBE

Ätherische Öle in herber Bestform! Genießen Sie diesen Drink pur als Aperitif oder als Shot zu einem süßen Dessert.

Für 4 Portionen • 5 Min. Zubereitung

250 g Limetten • 1 EL Apfelessig, nicht pasteurisiert • 300 ml Mineralwasser ohne Kohlensäure • Meersalz

1. Die Limetten abwaschen, vierteln und mit der Schale entsaften. Sie sollten dabei ungefähr 100 ml Limettensaft erhalten.
2. Den Limettensaft mit dem Apfelessig, dem Wasser und einer Prise Meersalz mischen und gründlich umrühren.
3. Die Mischung in 4 Portionen zu je 100 ml aufteilen und genießen.

Tipp

Wenn Sie einen Schuss Limettenliebe an eine (kalte) süße Nachspeise geben, verbessert dies nicht nur den Geschmack, sondern reguliert nach der Mahlzeit auch den Blutzuckerspiegel *(siehe Seite 40–41)*.

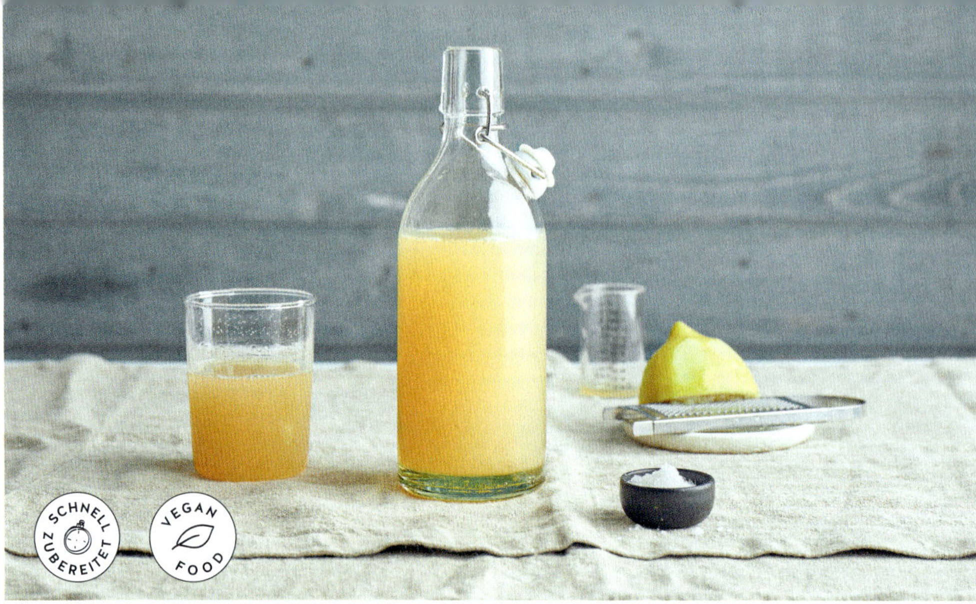

APFELESSIG-LIMO

Die selbst gemachte, probiotische und vor allem gesündere prickelnde Alternative zur gekauften Limonade aus dem Kasten.

Für 1 Portion • 3 Min. Zubereitung

200 ml Mineralwasser mit Kohlensäure • ½ Bio-Zitrone • 100 ml Apfelsaft, naturtrüb • 1 EL Apfelessig, nicht pasteurisiert • 1 EL Agavendicksaft

1. Das spritzige Mineralwasser in ein großes Glas gießen.

2. Die Schale der Zitrone abreiben.

3. Die abgeriebenen Zitronenschale, den Apfelsaft, den Apfelessig und den Agavendicksaft ins Mineralwasser geben, vorsichtig umrühren und servieren.

Tipp

Zu einer Limonade gehört die Kohlensäure natürlich dazu, deshalb darf sie in diesem Rezept ausnahmsweise nicht fehlen. Aber grundsätzlich gilt: Verwenden Sie nur Wasser ohne Kohlensäure, dann ist der Apfelessig-Effekt am größten *(siehe Seite 56)*.

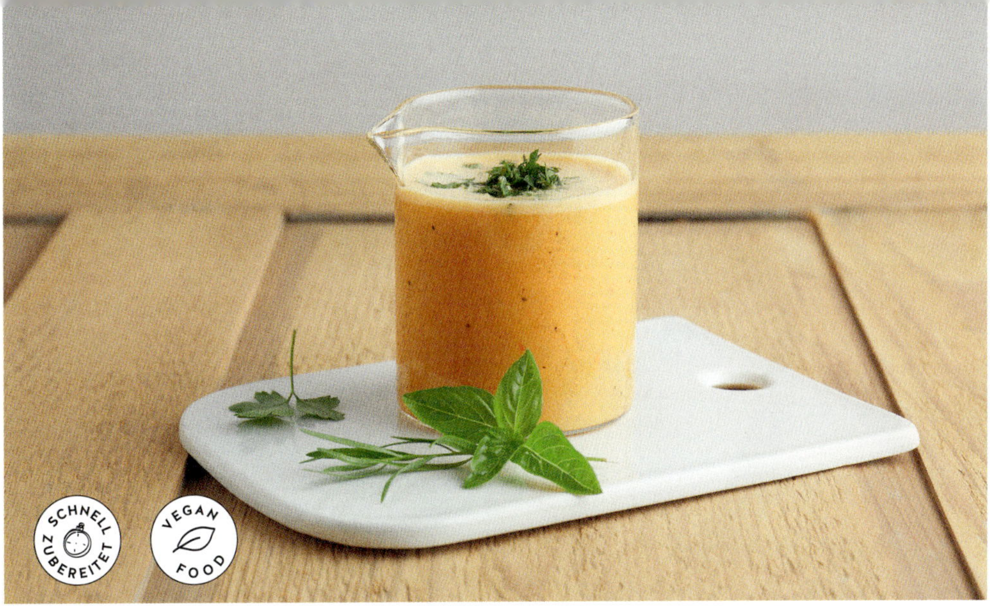

PAPRIKA-SENF-DRESSING

Dank dieser leckeren Salatsauce haben Sie genug für eine große Runde oder einen Vorrat für mehrere Tage.

Für 8 Portionen • 10 Min. Zubereitung

½ gelbe oder rote Paprika • 120 ml Olivenöl • 1 EL Senf • 50 ml Apfelessig, nicht pasteurisiert • Salz • ½ TL Pfeffer • 3 EL Agavendicksaft • 2 EL frische Kräuter (ersatzweise 1 EL getrocknete Kräuter)

---

1. Die Paprika waschen, entkernen und in grobe Stücke schneiden.

2. Paprika, Olivenöl, Senf, Apfelessig mit 1 TL Salz, Pfeffer und Agavendicksaft in ein hohes Gefäß geben und mit dem Pürierstab zu einem cremigen Dressing verarbeiten.

3. Frische Kräuter hacken und unterrühren (ersatzweise getrocknete Kräuter verwenden).

Tipp

Wer möchte, kann dem Dressing mit 1 abgezogenen und durch die Presse gedrückten Knoblauchzehe oder 1 EL gehackten Zwiebeln eine aromatische Schärfe verleihen.

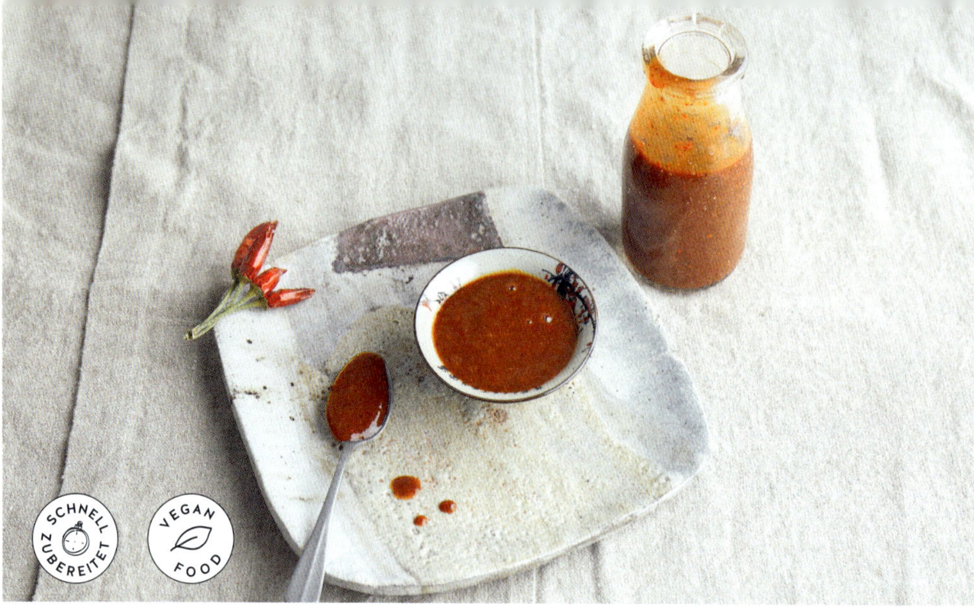

CHINESISCHE PFLAUMENSAUCE

Diese ebenso exotische wie leckere Sauce verleiht jedem Esstisch einen Hauch von asiatischem Flair.

Für 8 Portionen • 5 Min. Zubereitung

50 ml Apfelessig, nicht pasteurisiert •
150 ml Mineralwasser ohne Kohlensäure •
8 Backpflaumen • 2 EL Kokosblütenzucker •
12 g Chilischote • 1 TL Sojasauce (Tamari)

1. Alle Zutaten in ein hohes Rührgefäß geben und mit dem Pürierstab zu einer cremigen Sauce verarbeiten.

Tipp

Diese pikante Sauce eignet sich wunderbar als Dip für chinesische Dim-Sum (gefüllte Teigbällchen) und bereichert jede Grillparty.

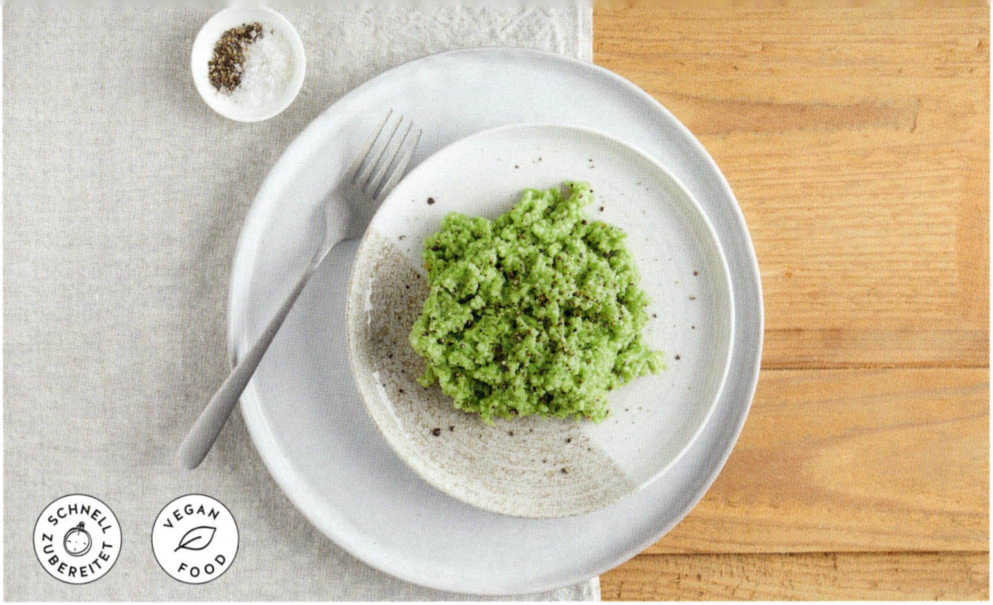

QUINOA-AVOCADO-SALAT

Ungesättigte Fettsäuren treffen auf sättigendes Eiweiß und gesunde Mineralstoffe – eine verblüffende Mischung!

Für 2 Portionen • 25 Min. Zubereitung

120 g Quinoa • 240 ml Wasser • 1 TL Gemüsebrühe (Instant) • 1 große Avocado • 2 EL Apfelessig, nicht pasteurisiert • 2 EL Olivenöl • Salz • Pfeffer (frisch gemahlen)

1. Quinoa und Wasser in einen mittelgroßen Kochtopf geben. Gemüsebrühe (Instant) dazugeben und mit dem Rührbesen einrühren, damit keine Klümpchen entstehen. Alles kurz aufkochen und bei geringer Hitze 15 Min. köcheln lassen. Den Herd ausschalten und die Quinoasamen weitere 5 Min. ausquellen lassen. Quinoa in eine Schüssel geben und auskühlen lassen.

2. Unterdessen die Avocado halbieren, den Kern entfernen und das Fruchtfleisch mit einem Löffel herauslösen. Auf einen Teller geben und mit einer Gabel zerdrücken. Apfelessig und Olivenöl untermischen, mit 1 Prise Salz und frisch gemahlenem Pfeffer würzen.

3. Die Avocadocreme zu den gegarten Quinoasamen geben und gründlich unterziehen.

RADIESCHENSALAT ROT-GRÜN

Raffiniert! Bei diesem Rezept, das ich bei Boris Lauser kennengelernt habe, werden die Radieschen mit Grün eingelegt und verspeist.

Für 4 Portionen

15 Min. Zubereitung • 2 Tage Ruhen

---

1 Bund Radieschen

150 ml Mineralwasser ohne Kohlensäure

50 ml Apfelessig, nicht pasteurisiert

80 g Agavendicksaft

12 g Meersalz

Außerdem: 1 Schraubdeckelglas (750 ml)

LOW CARB

VEGAN FOOD

1. Die Radieschenblätter abschneiden, waschen und abtropfen lassen. Radieschen putzen, waschen und vierteln. Radieschenstücke und -blätter abwechselnd ins Glas schichten.

2. Wasser, Apfelessig, Agavendicksaft und Salz in eine kleine Schüssel geben und mit dem Rührbesen verrühren, bis sich das Salz aufgelöst hat.

3. Die Radieschen und Blätter im Schraubdeckelglas mit der Mischung übergießen. Darauf achten, dass das Gemüse vollständig von der Flüssigkeit bedeckt ist. Gegebenenfalls noch etwas Wasser aufgießen. Den Deckel locker auflegen (aber nicht zuschrauben).

4. Das Glas ca. 2 Tage bei Raumtemperatur stehen lassen. Danach den Deckel zuschrauben, das Glas in den Kühlschrank stellen und nach Bedarf die Radieschen zum Verzehr entnehmen. Das Gemüse ist im Kühlschrank maximal 6 Monate haltbar, wenn es in dieser Zeit ständig mit Flüssigkeit bedeckt ist.

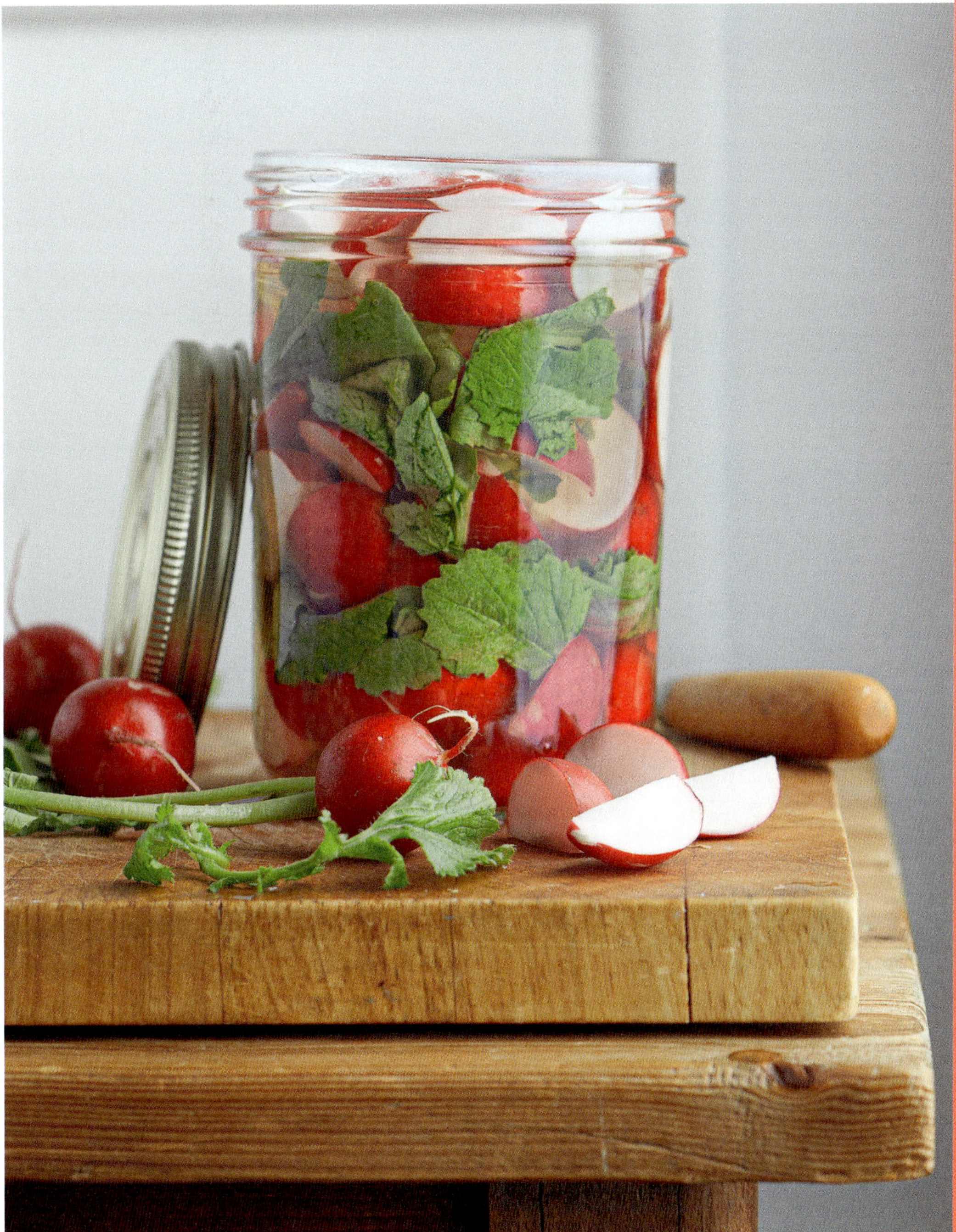

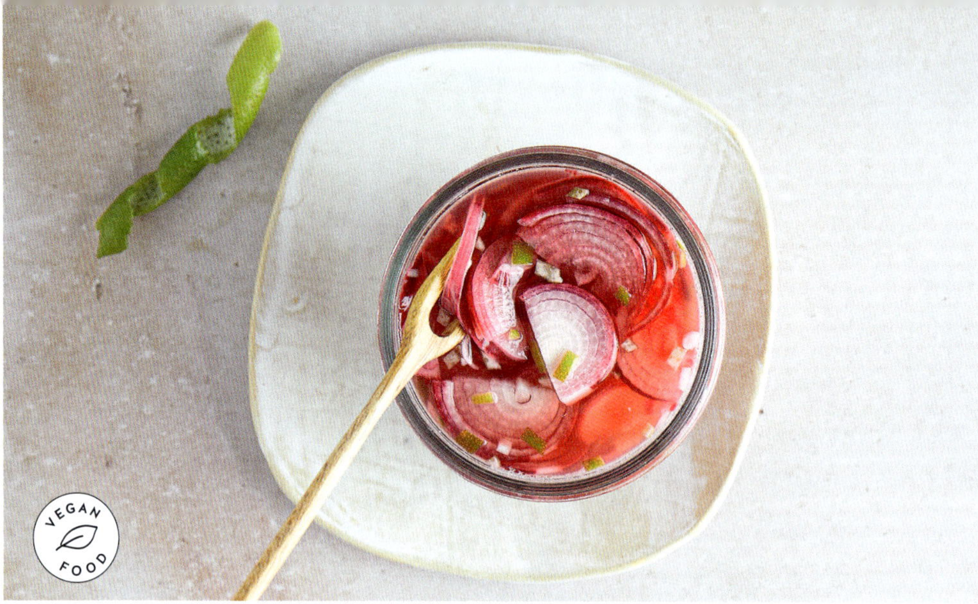

PINK PICKLED ONIONS

Zwiebelige »Süßigkeiten«, die jedem Gericht eine besondere Note verleihen. Sie sind wie »Naschwerk« im Salat.

Für 8 Portionen • 10 Min. Zubereitung • 2 Tage Ruhen

---

4 rote Zwiebeln • 1 Bio-Limette • 150 ml Mineralwasser ohne Kohlensäure • 30 ml Apfelessig, nicht pasteurisiert • 80 g Agavendicksaft • 10 g Meersalz • Außerdem: 1 Schraubdeckelglas (750 ml)

---

1. Zwiebeln schälen, halbieren und in dünne Ringe schneiden. Limette heiß abwaschen und trocknen. Die äußerste Schicht der Schale mit dem Sparschäler abziehen und in kleine Stücke schneiden. Limette auspressen.

2. Limettensaft, Mineralwasser, Apfelessig, Agavendicksaft und Meersalz in eine kleine Schüssel geben und mit dem Rührbesen vermischen, bis sich das Salz aufgelöst hat.

3. Zwiebeln und Limettenschale in das Glas geben und mit dem Dressing übergießen. Sie sollten vollständig bedeckt sein. Bei Bedarf noch etwas Wasser aufgießen. Deckel locker auflegen (aber nicht zuschrauben).

4. Das Glas 2 Tage bei Raumtemperatur stehen lassen. Danach im Kühlschrank lagern und Zwiebeln nach Bedarf entnehmen. Die Zwiebeln sind, stets mit Flüssigkeit bedeckt, im Kühlschrank maximal 6 Monate haltbar.

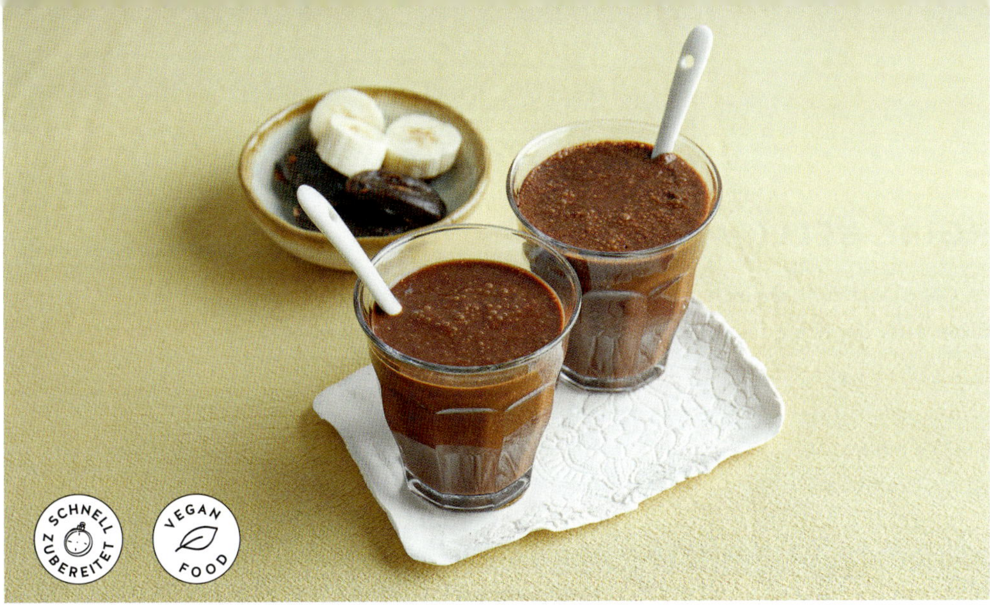

BANANA-SCHOKI MIT ZING

Der perfekte Nachtisch – und dank Apfelessig auch perfekt für Ihre Verdauung und Ihr Wohlbefinden.

Für 2 Portionen • 10 Min. Zubereitung

1 Banane • 4 Datteln • 20 g Kokosmilch • 2 EL Kakaopulver • 1 EL Agavendicksaft • 120 ml Mineralwasser ohne Kohlensäure • ½ Zitrone • 2 TL Apfelessig

1. Die Banane schälen. Banane und Datteln in Stücke schneiden.

2. Banane, Datteln, Kokosmilch, Kakaopulver, Agavendicksaft und Mineralwasser in den Standmixer geben und cremig pürieren.

3. Die Zitrone auspressen. Zitronensaft und Apfelessig unterrühren.

4. Die Schokoladencreme auf zwei Gläser verteilen und genießen.

Tipp

Wenn Sie zu den treuen Mitgliedern des weltweiten, völkerverbindenden Schokoladenclubs gehören, sollten Sie überlegen, Ihren süßen Genuss öfter mal selbst herzustellen. Zu Kakaopulver passt so ziemlich alles und vielleicht haben Sie Ihre geschmackliche Lieblingskombination ja noch gar nicht entdeckt? Nur Mut beim Experimentieren – und den Apfelessig nicht vergessen!

POIRE BELLE MARTINE

Im Gegensatz zur klassischen »Birne Helene« kommt Martinas Birne dank der Kraft des Apfelessigs ohne Schnickschnack aus.

Für 2 Portionen

10 Min. Zubereitung

2 Birnen
½ Banane
1 Limette
2 Datteln
50 g Cashewkerne
1 EL Apfelessig
1 EL Agavendicksaft

1. Die Birnen waschen, das Kerngehäuse entfernen und die Birnen in kleine Stücke schneiden.
2. Die Banane schälen und ebenfalls in Stücke schneiden.
3. Die Limette halbieren und auspressen.
4. Die Datteln in kleine Stücke schneiden.
5. Birnen, Banane, Limettensaft, Datteln und Cashewkerne mit dem Apfelessig und dem Agavendicksaft in den Standmixer geben und cremig pürieren.
6. Die Birnencreme auf zwei Dessertschälchen verteilen und servieren.

SCHNELL ZUBEREITET

VEGAN FOOD

Tipp

Wenn Sie ein Dörrgerät haben, können Sie mit Birnen, aber auch anderen Früchten Ihrer Wahl, leckeres »Knabberobst« herstellen. Geben Sie dazu vor dem Dörren (immer unter 42 Grad) mit einer Pipette jeweils einen Tropfen Apfelessig auf die ausgebreiteten Obststücke. Die Alternative oder probiotische Ergänzung zum Popcorn!

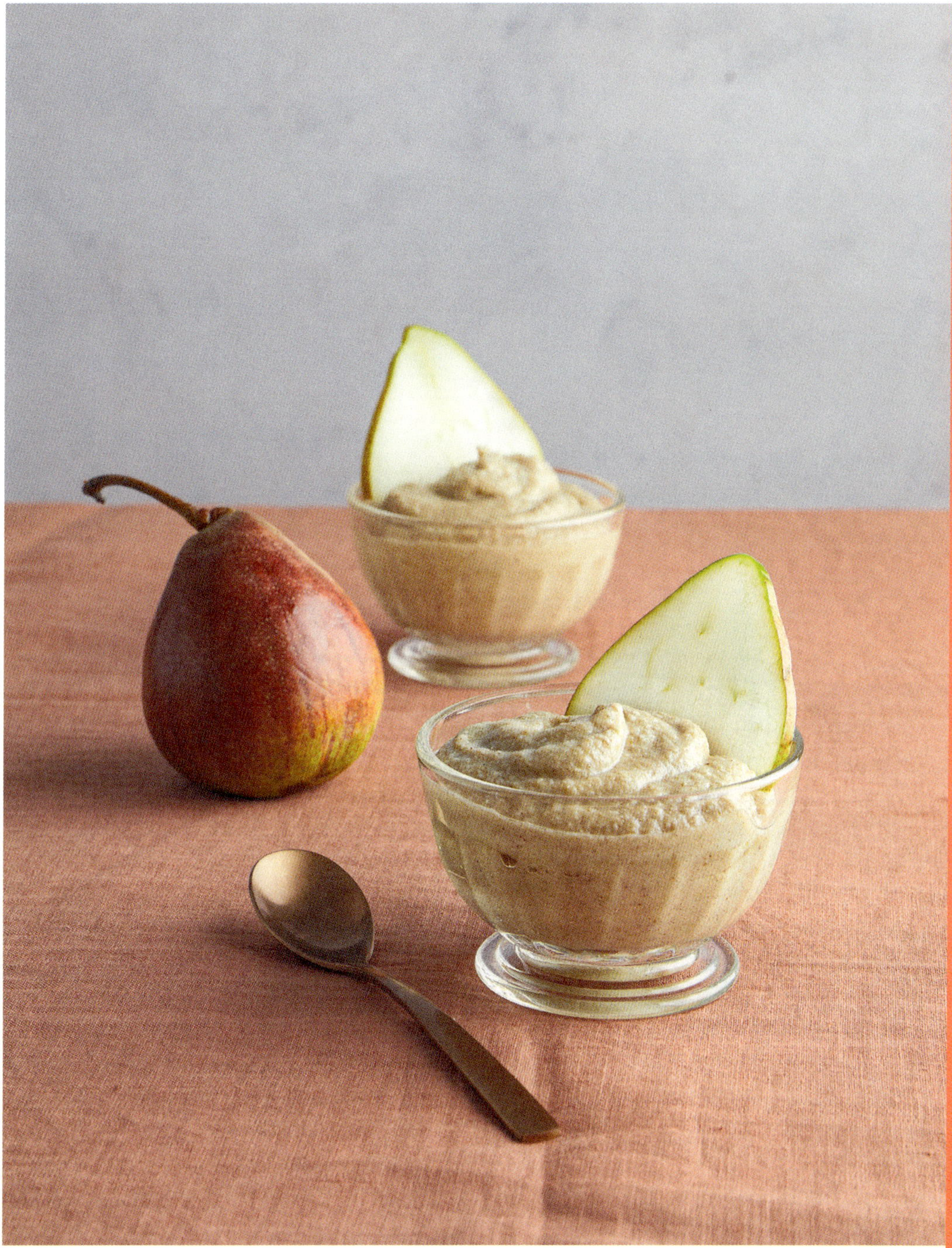

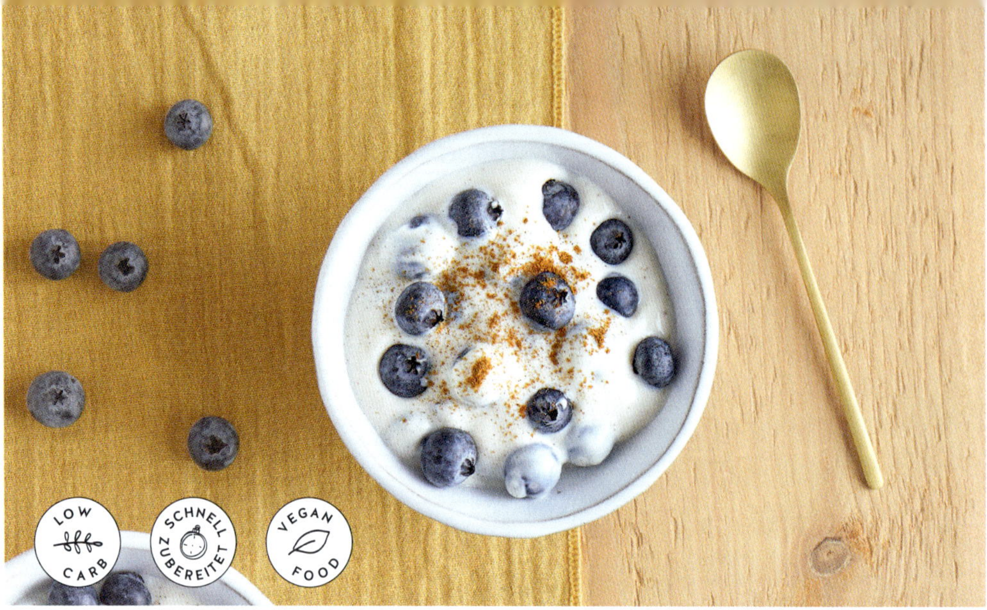

HUCKLEBERRY-PRO-CURD

Sie suchen eine gesunde Alternative zum pasteurisierten Fruchtjoghurt? Dieser beerige Sojaquark wird Sie überzeugen!

Für 2 Portionen • 5 Min. Zubereitung

200 g Sojaquark • 200 g Heidelbeeren • 1 EL Apfelessig • 1 EL Agavendicksaft • 1 Prise Zimt

1. Den Sojaquark in eine Schüssel geben und cremig rühren.

2. Die Heidelbeeren waschen und verlesen.

3. Heidelbeeren unter den Sojaquark ziehen.

4. Apfelessig, Agavendicksaft und Zimt dazugeben und gut unterrühren.

5. Die Heidelbeerquarkcreme auf zwei Schälchen verteilen und servieren.

Tipp

Machen Sie ab und zu mal blau! Der Theorie der Regenbogendiät zufolge ist es ratsam, möglichst oft Obst und Gemüse in allen fünf Farben (Weiß, Rot, Grün, Gelb und Blau) zu verspeisen. Die darin enthaltenen natürlichen Farbstoffe gehören zu den sekundären Pflanzenstoffen und tragen zu einer gesunden Ernährungsvielfalt bei.

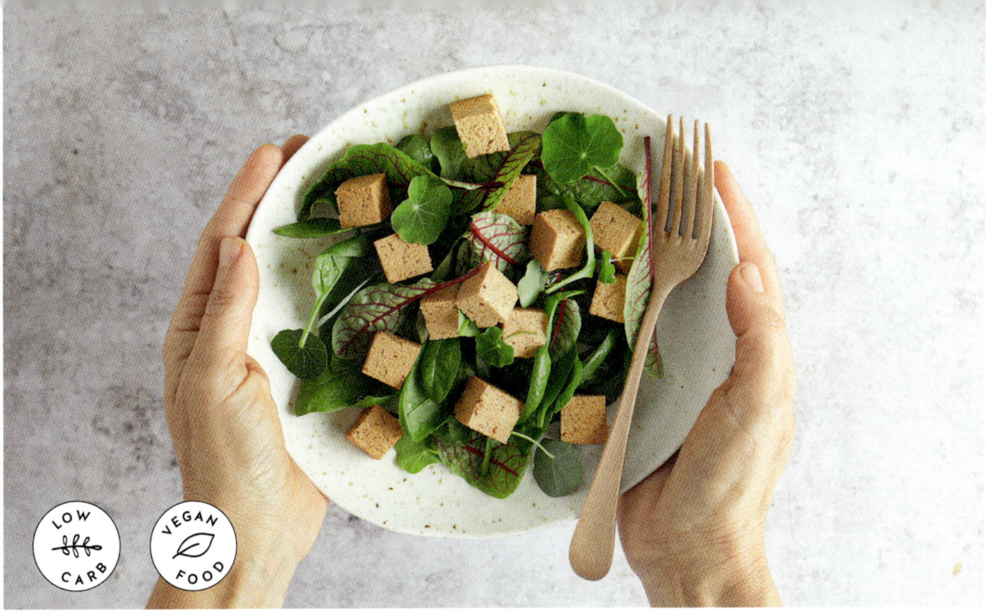

MARINIERTER TOFU HERZHAFT

Mithilfe von mariniertem Tofu schmuggelt der Apfelessig die enthaltenen Probiotika in Ihre Salate.

Für 4 Portionen • 5 Min. Zubereitung • 12 Stunden Marinieren

200 g Tofu • 100 ml Apfelessig, nicht pasteurisiert • 100 ml Sojasauce (Tamari)

1. Den Tofu in kleine Würfel mit einer Kantenlänge von etwa 1 cm schneiden.
2. In einer Schüssel den Apfelessig mit der Sojasauce verrühren. Die Tofuwürfel untermischen und 12 Stunden (am besten über Nacht) im Kühlschrank durchziehen lassen.
3. Den gut durchgezogenen Tofu am nächsten Tag abgießen, kalt abspülen und in einen Salat Ihrer Wahl geben. Da er den Apfelessig gewissermaßen im Gepäck hat, ist es aus »probiotischer Sicht« nicht nötig, den Salat noch zusätzlich damit anzumachen.

Tipp

Marinaden mit Apfelessig können mehrmals verwendet werden, wenn Sie die Flüssigkeit beim Abgießen in einer Schüssel auffangen. Sie können sie bis zu 6 Monate im Kühlschrank aufbewahren und nach und nach als Marinade oder Salatdressing aufbrauchen.

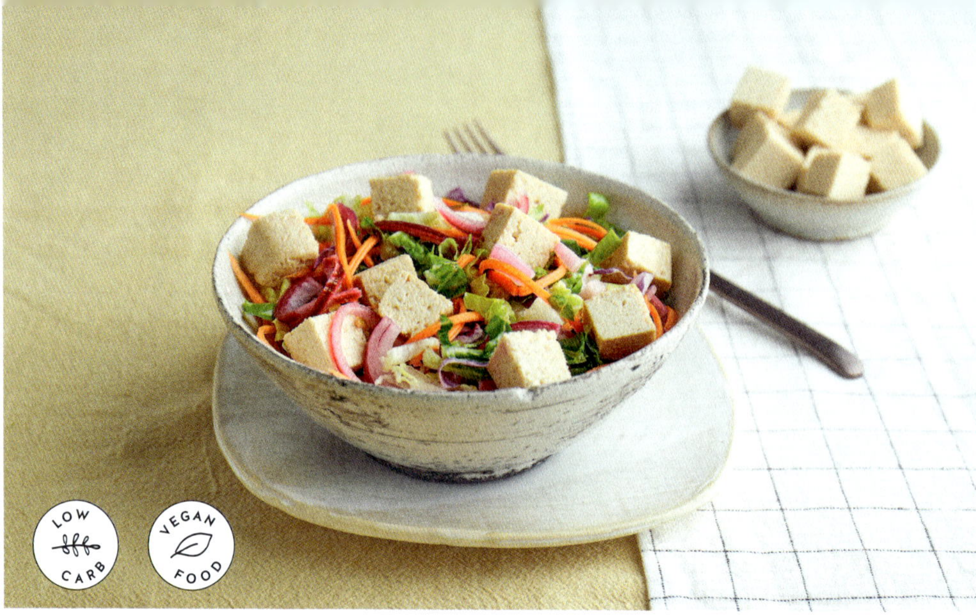

MARINIERTER TOFU SÜSSSAUER

Ein probiotischer Proteinkick passt nicht nur zu grünem Salat, sondern auch zu Obstsalaten und veganem Eis.

Für 4 Portionen • 5 Min. Zubereitung • 12 Stunden Marinieren

---

200 g Tofu • 200 ml Apfelessig, nicht pasteurisiert • 2 EL Agavendicksaft • Meersalz

---

1. Den Tofu in kleine Würfel mit einer Kantenlänge von etwa 1 cm schneiden.
2. In einer Schüssel den Apfelessig gründlich mit dem Agavendicksaft und 1 Prise Meersalz verrühren. Die Tofuwürfel untermischen und 12 Stunden (am besten über Nacht) im Kühlschrank durchziehen lassen.
3. Den Tofu am nächsten Tag abgießen, mit kaltem Wasser abspülen und in einen Salat Ihrer Wahl geben. Es ist dann nicht nötig, diesen zusätzlich mit Apfelessig anzumachen.

Tipp

Sie können Tofu mit Apfelessig & Co in allen Geschmacksrichtungen marinieren. Was die Qualität angeht, gilt: Je weicher der Tofu, desto besser nimmt er die Marinade an und desto schneller ist er durchgezogen.

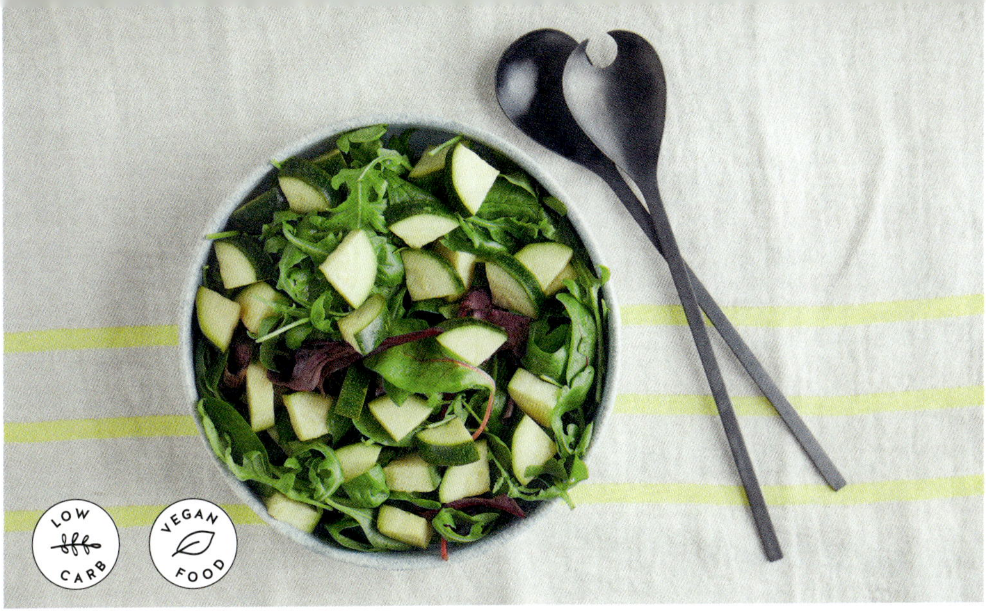

ZUCCHINI OH LÀ LÀ

Wasserhaltiges Gemüse lässt sich gut marinieren. Diese Marinade peppt den zarten Geschmack der Zucchini ordentlich auf!

Für 4 Portionen • 5 Min. Zubereitung • 4 Stunden Marinieren

---

200 g Zucchini • 200 ml Apfelessig, nicht pasteurisiert • ½ TL Cayennepfeffer • Meersalz

---

1. Zucchini in 1 cm dicke Scheiben schneiden und die Scheiben vierteln.

2. In einer Schüssel Apfelessig, Cayennepfeffer und 1 Prise Meersalz verrühren.

3. Die Zucchinistücke dazugeben und ungefähr 4 Stunden im Kühlschrank in der Marinade durchziehen lassen.

4. Die marinierten Zucchini abgießen, mit kaltem Wasser abspülen und in einen Salat Ihrer Wahl geben. Da sie den Apfelessig schon mitbringen, ist es nicht nötig, den Salat noch zusätzlich damit anzumachen.

Tipp

Wie Sie hier sehen, können Sie anstelle einer Salatgurke auch mal knackfrische Zucchini in Ihren gemischten Salat geben!

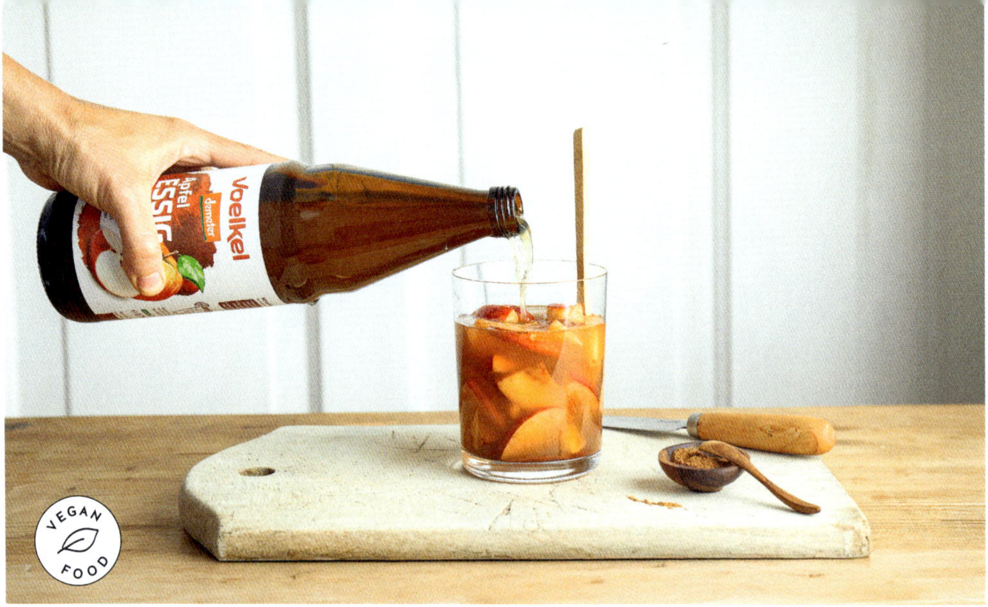

MARINIERTE APFELSPALTEN

Ein echtes Heimspiel für den Apfel: Wenn er auf Apfelessig trifft, herrscht auf der Zunge Derbystimmung!

Für 4 Portionen • 5 Min. Zubereitung • 4 Stunden Marinieren

---

200 g süße Äpfel • 200 ml Apfelessig, nicht pasteurisiert • ½ TL Zimt

---

1. Die Äpfel gründlich waschen, trocken reiben, vierteln, Stiel und Kerngehäuse entfernen. In mundgerechte Spalten schneiden und die Spalten noch einmal halbieren.

2. In einer mittelgroßen Schüssel den Apfelessig gut mit dem Zimt verrühren. Die Apfelspalten dazugeben und 4 Stunden im Kühlschrank durchziehen lassen.

3. Die marinierten Apfelspalten abgießen, mit kaltem Wasser abspülen und in einen Obstsalat oder ein Müsli Ihrer Wahl geben oder pur als süßsauren Nachtisch genießen.

Tipp

Je nach Ihren persönlichen Geschmacksvorlieben können Sie auch andere Obstsorten in Apfelessig marinieren und probiotisch aufladen. Experimentieren Sie damit, welches Obst Ihnen mariniert am besten schmeckt.

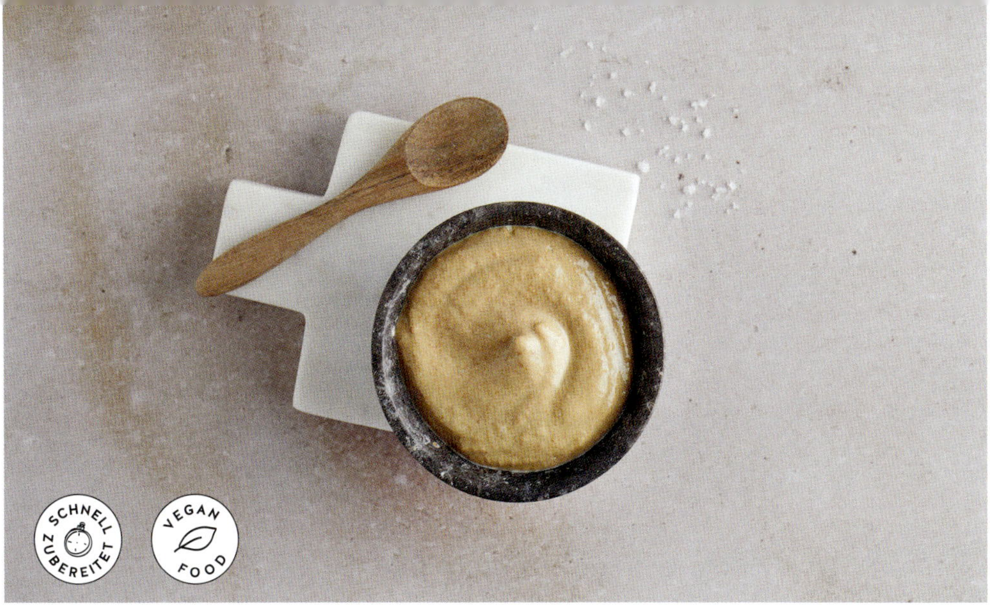

LINSEN-PPP

Linsen sind eine gute pflanzliche Eiweißalternative und eine schmackhafte »Trägersubstanz« für Probiotika.

Für 1 Portion • 5 Min. Zubereitung

150 g Linsen (aus der Dose) • 2 EL Linsenwasser • 1 EL Apfelessig, nicht pasteurisiert • 3 EL Olivenöl • Meersalz

1. Die Linsen aus der Dose entnehmen und mit 2 EL Linsenwasser, Apfelessig, Olivenöl und 1 Prise Meersalz in einen Standmixer geben und cremig pürieren.
2. Bei Bedarf noch etwas Linsenwasser (oder Mineralwasser ohne Kohlensäure) zugeben, bis die Paste die gewünschte Konsistenz hat.
3. Im Kühlschrank ist die Linsen-PPP mindestens 10 Tage haltbar.

Tipp

Alle Probiotika-Protein-Pasten (PPPs) sollten geschmeidig genug sein, damit Sie sie gut über Kartoffeln, Nudeln, Reis, Quinoa oder Polenta verteilen können. Wahlweise können Sie auch einen festeren, eher quarkähnlichen Aufstrich produzieren.

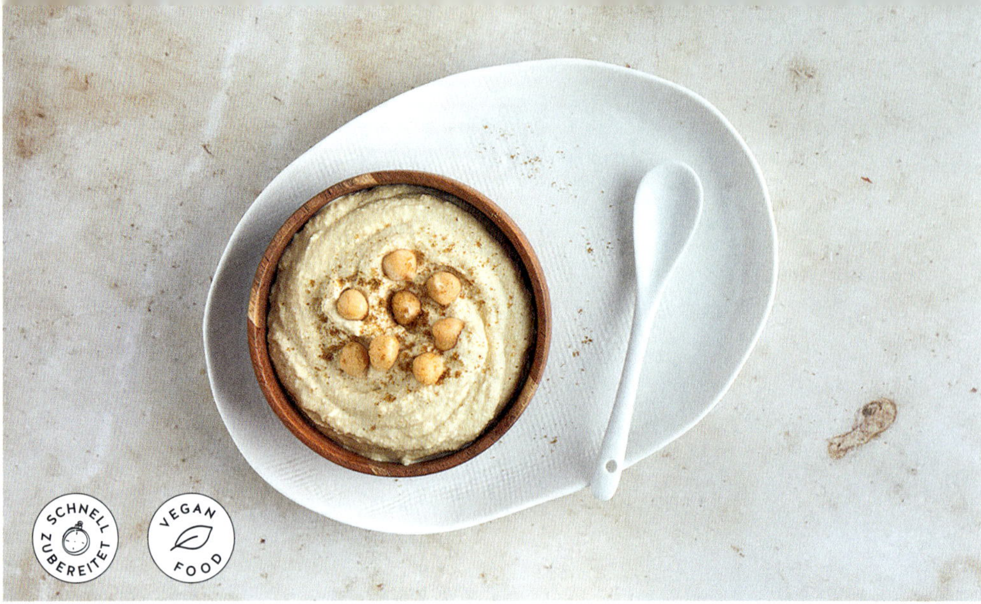

KICHERERBSEN-PPP

Wie Hummus, nur probiotisch! Diese PPP verwöhnt den Gaumen mit dem Traumpaar aus Kichererbsen und Sesam.

Für 1 Portion • 5 Min. Zubereitung

---

150 g Kichererbsen (aus dem Glas) • 2 EL Kichererbsenwasser • 1 EL Apfelessig, nicht pasteurisiert • 3 EL Tahin (Sesampaste) • 1 Prise gemahlener Kreuzkümmel (Cumin) • Meersalz • 1 Zitrone

---

1. Kichererbsen aus dem Glas entnehmen, mit 2 EL Kichererbsenwasser, Apfelessig, Tahin, Kreuzkümmel (Cumin) und 1 Prise Meersalz in einen Standmixer geben.

2. Die Zitrone auspressen, den Saft ebenfalls in den Mixer geben und alles cremig pürieren.

3. Bei Bedarf noch etwas Kichererbsenwasser zugeben, bis die Kichererbsenpaste die gewünschte Konsistenz besitzt. Sie ist im Kühlschrank 10 Tage haltbar.

Tipp

Sie können auch eine Kichererbsen-PPP mit etwas festerer Konsistenz erzeugen. Dies hat den Vorteil dass Sie sie wie Hummus aufs Brot streichen können. Genau wie alle anderen PPPs eignet sie sich auch hervorragend zum Füllen und Verfeinern von Wraps, Dürüm oder Döner.

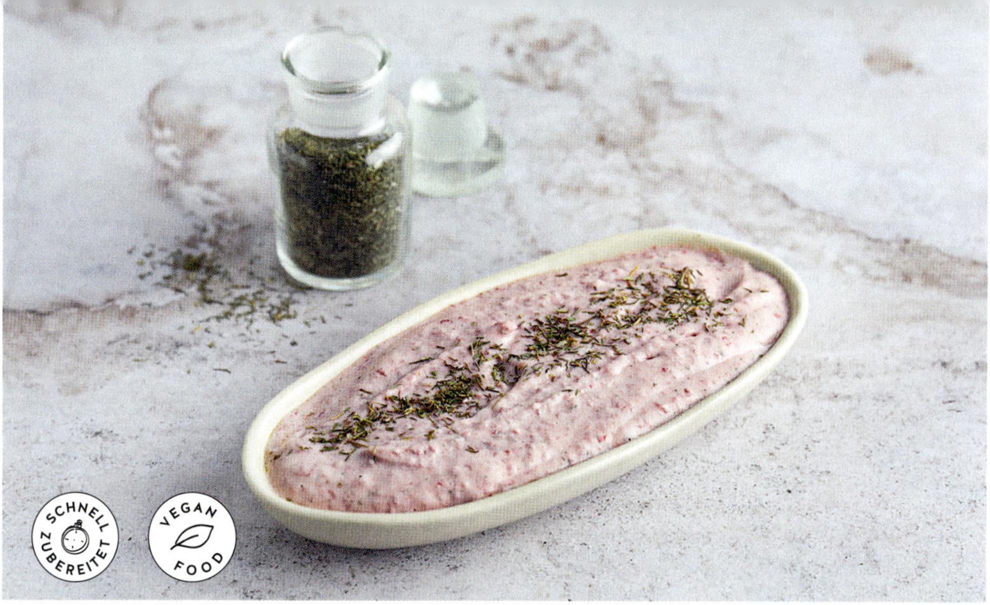

KIDNEYBOHNEN-PPP

Gut geeignet für eine neue Variante des Klassikers »Reis mit Bohnen« – eiweißreich und sehr sättigend zugleich!

Für 1 Portion • 5 Min. Zubereitung

150 g Kidneybohnen (aus dem Glas) • 2 EL Mineralwasser ohne Kohlensäure • 1 EL Apfelessig, nicht pasteurisiert • 2 EL Olivenöl (Sesampaste) • 1 TL getrockneter Dill • Meersalz

1. Die Kidneybohnen aus dem Glas entnehmen, mit Mineralwasser, Apfelessig, Olivenöl, Dill und 1 Prise Meersalz in einen Standmixer geben und cremig pürieren.

2. Bei Bedarf noch etwas Mineralwasser ohne Kohlensäure zugeben, bis die Paste die gewünschte Konsistenz besitzt.

3. Die Kidneybohnen-PPP ist im Kühlschrank mindestens 10 Tage haltbar.

Tipp

Mit einer etwas festeren Kidneybohnen-PPP lässt sich ganz hervorragend eine Scheibe Räuchertofu aufwerten.

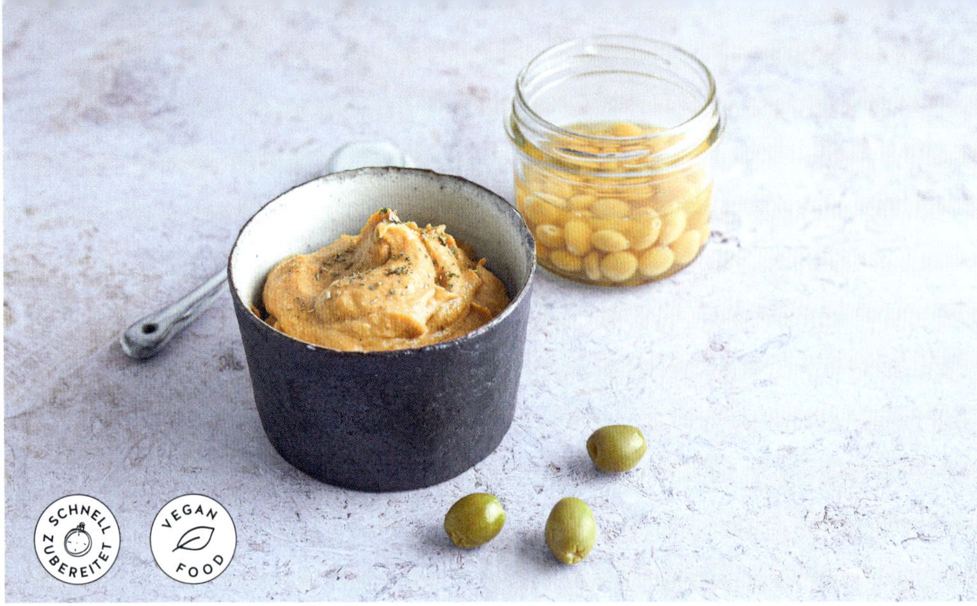

SÜSSLUPINEN-PPP

Süßlupinen sind der Senkrechtstarter unter den Lieferanten von heimischem Pflanzeneiweiß. Die leicht bittere Note freut die Leber.

Für 1 Portion • 5 Min. Zubereitung

150 g Süßlupinensamen (aus dem Glas) • 50 ml Süßlupinenwasser • 2 EL Apfelessig, nicht pasteurisiert • 1 EL Tomatenmark • 5 grüne Oliven (entsteint) • 1 TL getrocknete italienische Kräuter • 1 TL Gemüsebrühe (Instant)

1. Die Süßlupinensamen aus dem Glas entnehmen, mit 2 EL Süßlupinenwasser, Apfelessig, Tomatenmark, Oliven, italienischen Kräutern und Gemüsebrühe (Instant) in einen Standmixer geben und cremig pürieren.

2. Bei Bedarf noch etwas Lupinenwasser zugeben, bis die Süßlupinenpaste die gewünschte Konsistenz besitzt. Sie ist 10 Tage im Kühlschrank haltbar.

Tipp

Wegen ihres geringen glykämischen Indexes beeinflusst die Süßlupine den Blutzuckerspiegel kaum, was sie besonders für Diabetiker zu einem geeigneten Nahrungsmittel macht. Süßlupinen sind in gut sortierten Bioläden erhältlich.

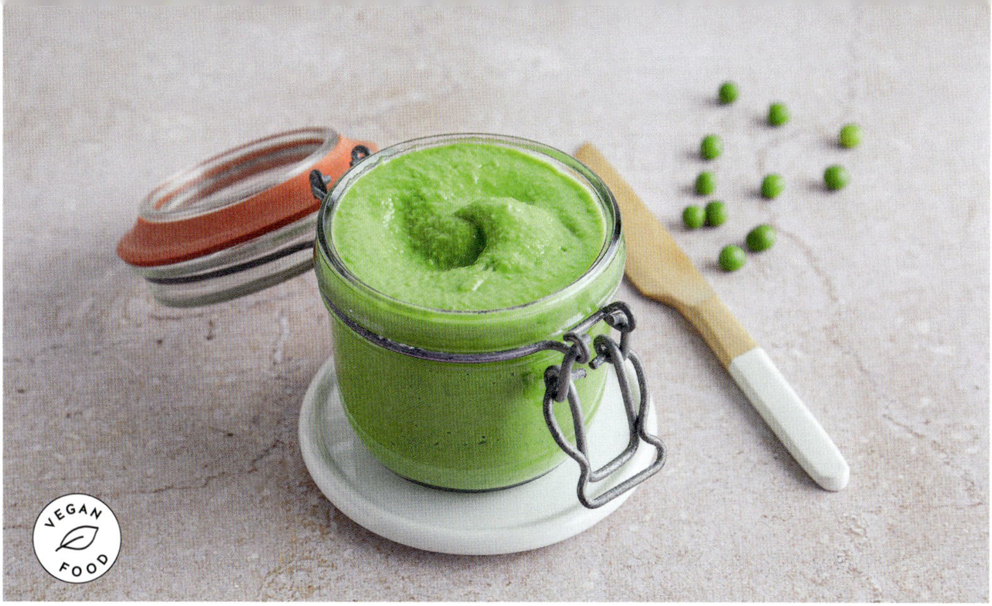

GRÜNE-ERBSEN-PPP

Das Auge isst mit! Diese knallgrüne PPP bringt Farbe aufs Brot oder in den (vegetarischen und veganen) Burger.

Für 1 Portion • 3 Min. Zubereitung • 30 Min. Auftauen

150 g TK-Erbsen • 50 ml Hafercreme • 3 EL Mineralwasser ohne Kohlensäure • 1 EL Apfelessig, nicht pasteurisiert • Meersalz

1. TK-Erbsen auftauen lassen.

2. Die grünen Erbsen zusammen mit der Hafercreme, dem Mineralwasser, dem Apfelessig und 1 Prise Meersalz in einen Standmixer geben und cremig pürieren.

3. Bei Bedarf noch etwas mehr Mineralwasser zugeben, bis die Paste die gewünschte Konsistenz besitzt. Sie ist 10 Tage im Kühlschrank haltbar.

Tipp

Die TK-Erbsen können unmittelbar nach dem Auftauen weiterverwendet werden. Sie müssen vor dem Verzehr nicht gegart werden, da sie anders als rohe Bohnen keine giftigen Stoffe enthalten.

Warme Gerichte mit Pfiff

Wird der Apfelessig in der warmen Küche eingesetzt, gehen beim Erhitzen seine lebendigen Mikroorganismen und seine probiotischen Eigenschaften verloren. Was bleibt, ist der einzigartige Geschmack und die Wirkung der Inhaltsstoffe, die das Erhitzen in Pfanne, Topf oder Ofen überstehen.

Am Beispiel des Apfelessigs zeigt sich einmal mehr, wie wichtig es ist, zwischen Rohkost (die lebendigen Nährstoffe bleiben erhalten) und Kochkost (die lebendigen Nährstoffe gehen verloren) zu unterscheiden. Grundsätzlich ist es gesünder, möglichst viele lebendige Nährstoffe zu sich zu nehmen, die der Körper sofort nutzen kann.

WÜRZEN

Dennoch ist es hilfreich und natürlich lecker, den Apfelessig auch in der warmen Küche griffbereit zu haben. Er kann einerseits die fehlende Zitrone ersetzen und bringt andererseits eine essigsaure Note in die Speisen, die oftmals den Geschmack intensiviert oder sogar verbessert. Daher hat der Apfelessig auch in der warmen Küche als Würzmittel Tradition und verleiht Pfannengerichten, Suppen, Brot und Brötchen, Aufstrichen und sogar Marmeladen einen besonderen Pfiff.

KONSERVIEREN

Darüber hinaus eignet sich der Apfelessig zum gezielten Haltbarmachen. Die Konservierung mit Apfelessig bietet sich ganz besonders dann an, wenn Sie selbst verschiedene Obst- und Gemüsesorten im Garten anbauen und Ihre reichhaltige Ernte für den späteren Verzehr im Jahresverlauf konservieren möchten. Aber auch innovative Hobbyköche können ihre geschmackliche Reichweite durch die Verwendung von essigsauer eingelegten Speisen noch weiter erhöhen.

Folgende Lebensmittel lassen sich hervorragend mit Apfelessig einmachen:

- *Äpfel*
- *Birnen*
- *Blumenkohl*
- *Bohnen*
- *Gurken*
- *Kürbis*
- *Pflaumen*
- *Pilze*
- *Zwiebeln*

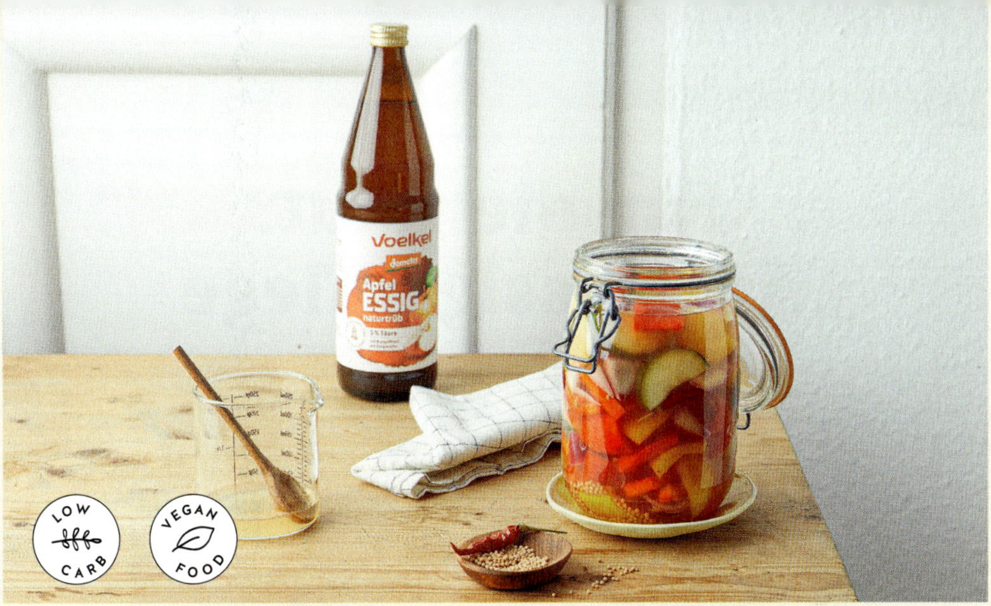

EINMACHEN MIT APFELESSIG

Sie möchten Obst und Gemüse selbst einmachen? Mit dem folgenden Grundrezept ist das ganz einfach!

Für 1 Glas • 20 Min. Zubereitung

600 g Obst oder Gemüse • 150 ml Apfelessig • 250 ml Wasser • Salz • 1 TL Rohrohrzucker • Außerdem: 1 Einmachglas (1 Liter)

1. Das gewünschte Obst oder Gemüse waschen, putzen und in etwa 3 cm große Stücke schneiden. Die vorbereiteten Obst- oder Gemüsestücke in das Einmachglas geben.

2. Apfelessig, Wasser, 1 TL Salz und Zucker in einem Topf zum Kochen bringen.

3. Das Glas mit Sud füllen, sodass der Inhalt bedeckt ist. Gut verschließen und kurz auf den Kopf stellen, damit ein Vakuum entsteht. Abkühlen lassen, kühl und dunkel lagern.

4. Im verschlossenen Glas hält sich das Einmachgut ca. 6 Monate. Nach dem Öffnen in den Kühlschrank stellen und den Inhalt innerhalb von 2 Wochen verbrauchen.

Tipp

Experimentieren Sie mit dem Geschmack: Wenn Sie möchten, können Sie nach Belieben weitere Würzzutaten mit ins Glas geben, zum Beispiel Chilischoten, Senfkörner, Nelken oder Anissterne.

Für die Haut: Apfelessig-Pflege

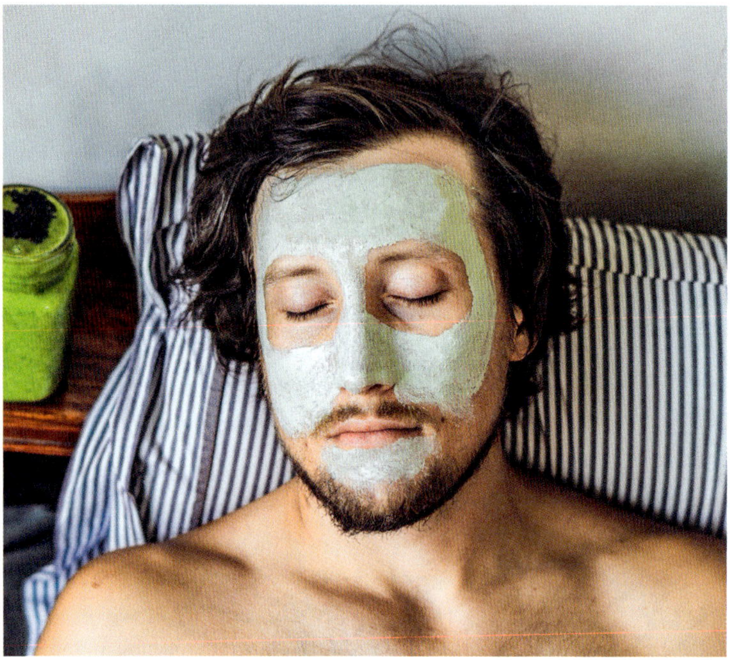

Apfelessig ist ein Naturprodukt. Trotz seiner scheinbar aggressiven Säure ist seine heilende Wirkung sanft und braucht manchmal etwas Zeit. Außerdem reagiert jeder Körper anders. Wenn Ihre Haut brennt, sollten Sie den Essig stärker verdünnen. Fangen Sie mit kleinen Mengen an und steigern Sie sich.

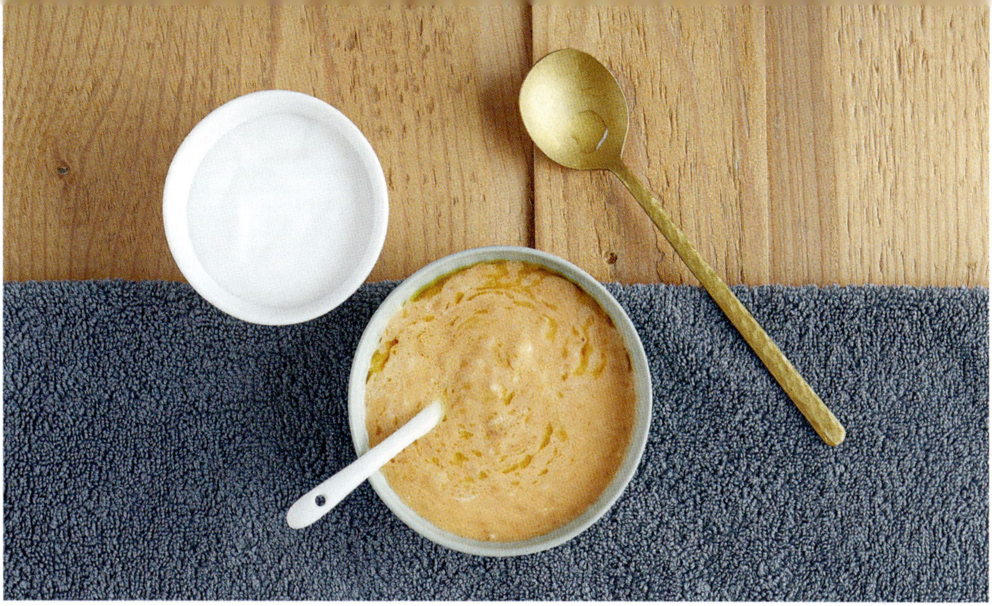

GESICHTSMASKE

Für eine entspannte Haut und eine schöne Ausstrahlung

Für 2 Anwendungen • 5 Min. Zubereitung

1 mittelgroße Banane • 1 EL Apfelessig, nicht pasteurisiert • 2 EL Möhrensaft • 3 EL Olivenöl • 1 EL Kokos natur (vegane Joghurtalternative)

1. Die Banane schälen und auf einem Teller mit einer Gabel gut zerdrücken.
2. In einer kleinen Schüssel die zerdrückte Banane gründlich mit Apfelessig, Möhrensaft, Olivenöl und Kokos natur verrühren, sodass eine cremige Paste entsteht.

Anwendung Die Gesichtsmaske auf das zuvor gereinigte Gesicht auftragen. Die entspannende Gesichtsmaske 20 Min. einwirken lassen und anschließend mit lauwarmem Wasser abwaschen.

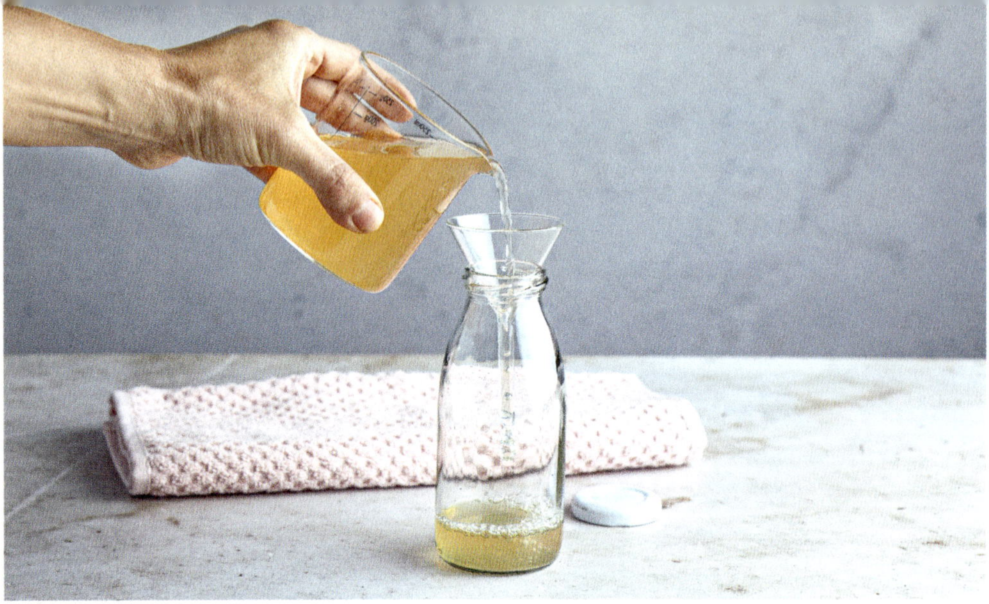

FRUCHTSÄUREPEELING

Gegen Pickel und Mitesser

Für 250 ml Peeling • 5 Min. Zubereitung

125 ml Apfelessig, nicht pasteurisiert • 125 ml Mineralwasser ohne Kohlensäure • Außerdem: 1 kleine Flasche (250 ml)

1. In einer Schüssel 125 ml Apfelessig mit 125 ml stillem Mineralwasser mischen.

2. Die Peelingmischung am besten mithilfe eines Trichters in die Flasche füllen.

3. Wird sauber gearbeitet und die Mischung an einem kühlen und dunklen Ort aufbewahrt, zum Beispiel im Badezimmerschrank, ist sie aufgrund ihres Säuregehalts nahezu unbegrenzt haltbar.

Anwendung Gesicht mit lauwarmem Wasser reinigen, das öffnet die Poren. Ein kleines Handtuch mit der Mischung tränken, leicht auswringen und aufs Gesicht legen. Nach 5 Min. abnehmen. Reste vorsichtig mit einem trockenen Handtuch abreiben.

Hinweis Anders als mechanische Peelings wirkt Apfelessig dank seiner Fruchtsäuren als chemisches Peeling.

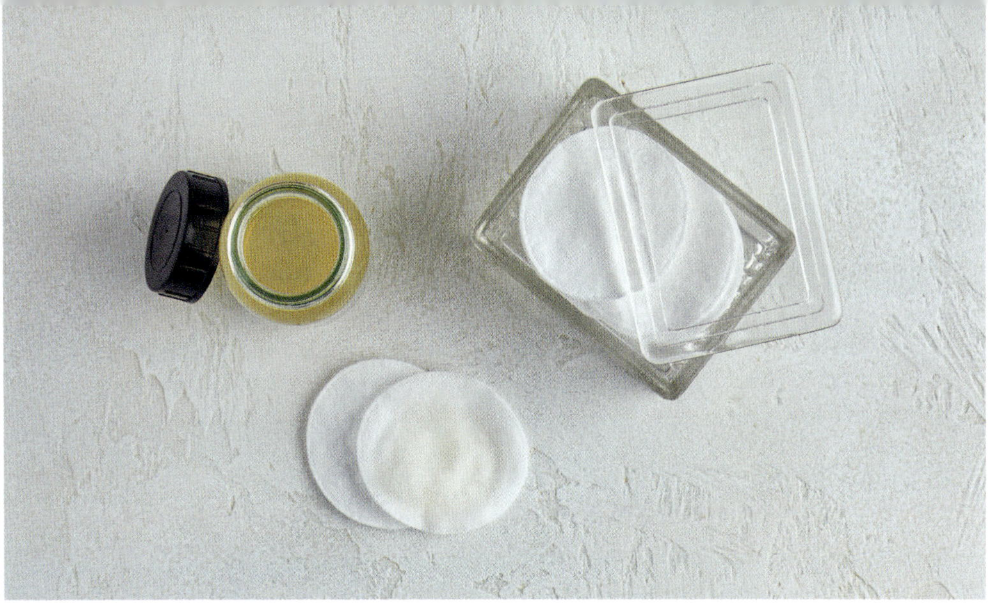

GESICHTSWASSER

Für einen gesunden Teint

Für 100 ml Gesichtswasser • 2 Min. Zubereitung

25 ml Apfelessig, nicht pasteurisiert • 75 ml Mineralwasser ohne Kohlensäure • Außerdem: 1 kleines Fläschchen (100 ml)

1. In einem kleinen Glas den Apfelessig mit dem stillen Mineralwasser mischen.

2. Die Mischung am besten mithilfe eines Trichters in das Fläschchen füllen.

3. Das Gesichtswasser kann 2-mal täglich, am besten morgens und abends, nach der Reinigung verwendet werden. Bei empfindlicher Haut vorsichtig einschleichen und das Gesichtwasser zunächst nur jeden 2. oder 3. Tag benutzen, um die Haut langsam daran zu gewöhnen.

Anwendung Ein Wattepad mit dem Gesichtswasser benetzen und sanft damit über die gereinigte Haut streichen. Die Augenpartie dabei aussparen. Kurz einwirken lassen und danach wie gewohnt Feuchtigkeitspflege auftragen.

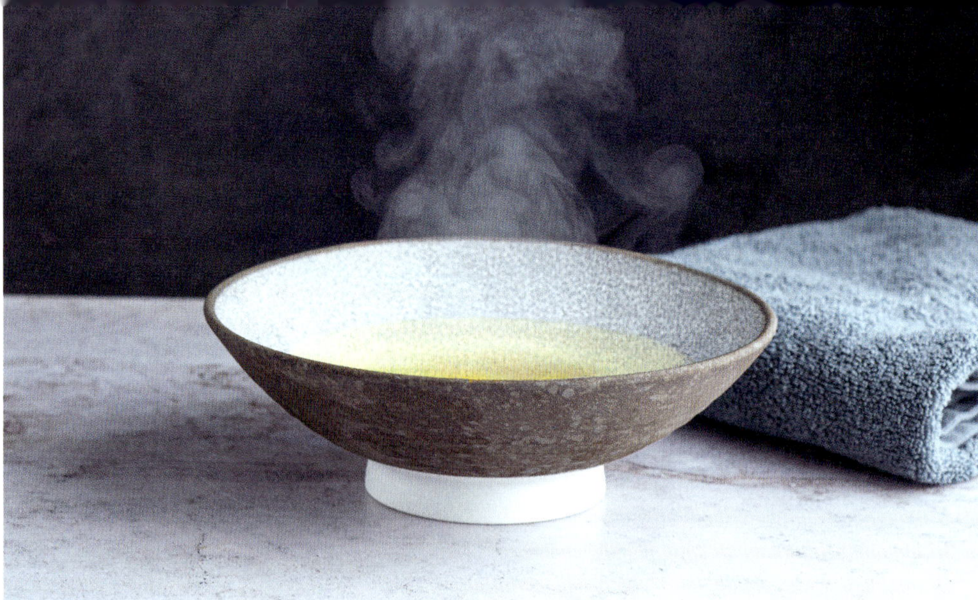

DAMPFBAD

Gegen eine verstopfte Nase, Erkältung und Kopfschmerzen

Für 1 Dampfbad • 5 Min. Zubereitung

100 ml Apfelessig, nicht pasteurisiert • 2 Liter Wasser • Außerdem: 1 Handtuch (ca. 70 × 140 cm)

1. Den Apfelessig in eine Schüssel geben.

2. Das Wasser zum Kochen bringen. Das dampfend heiße Wasser in die Schüssel mit dem Apfelessig gießen.

Anwendung Das Gesicht in einiger Entfernung über den Wasserdampf halten, sodass es Ihnen angenehm ist. Kopf und Schüssel so mit dem Handtuch bedecken, dass möglichst wenig Dampf entweichen kann. Dampf 5 Min. auf die Gesichtshaut einwirken lassen. Anschließend das Gesicht behutsam trocken tupfen und eine Feuchtigkeitscreme auftragen.

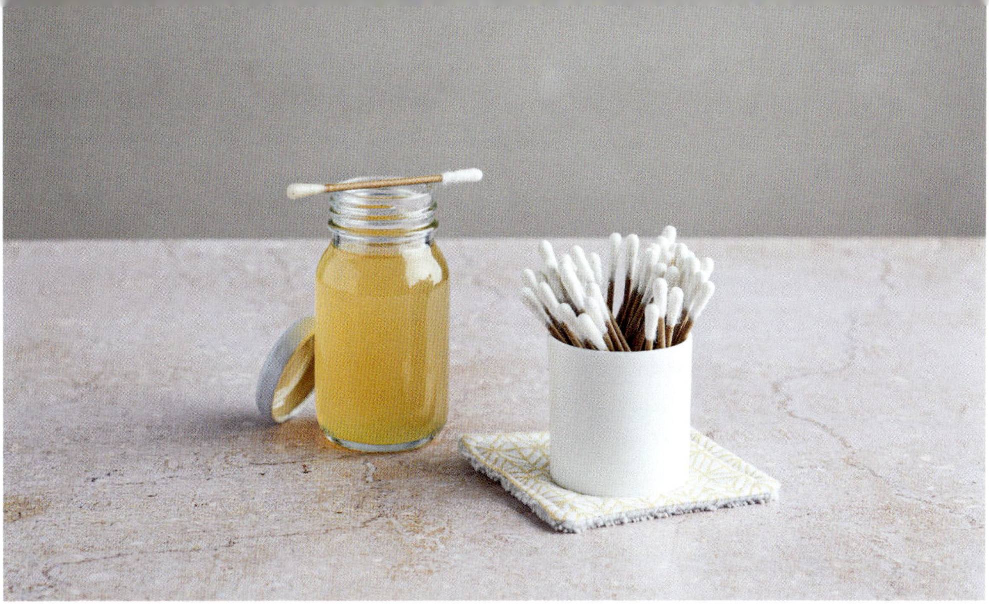

HAUTTUPFER

Gegen Sonnenbrand, Insektenstiche, Warzen und Altersflecken

Für 100 ml Tupfer • 5 Min. Zubereitung

50 ml Apfelessig, nicht pasteurisiert • 50 ml Mineralwasser ohne Kohlensäure • Außerdem: 1 kleines Fläschchen (100 ml)

1. In einem Glas den Apfelessig mit der gleiche Menge Mineralwasser mischen.

2. Die Mischung am besten mithilfe eines Trichters in das Fläschchen füllen.

3. Wird sauber gearbeitet und die Mischung an einem kühlen, dunklen Ort aufbewahrt (Badezimmerschrank), ist sie aufgrund ihres Säuregehalts nahezu unbegrenzt haltbar.

Anwendung Die Mixtur etwa mit einem Wattestäbchen auf die betroffenen Stellen auftragen und einwirken lassen. Die behandelte Haut bei längerer Verwendung gegebenenfalls zusätzlich mit Feuchtigkeitscreme pflegen, damit sie nicht austrocknet.

Hinweis Lindert auch Beschwerden wie Rosacea, Neurodermitis, Schuppenflechte und Cellulite.

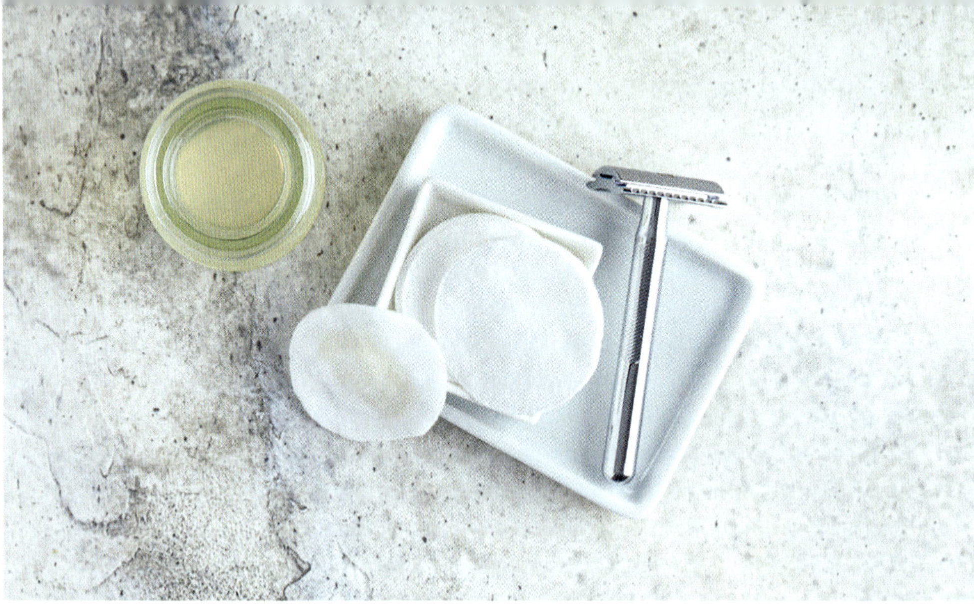

AFTERSHAVE

Nach der Rasur – ob Achseln, Beine oder Intimbereich

Für 160 ml Aftershave • 5 Min. Zubereitung

1 EL Apfelessig, nicht pasteurisiert • 150 ml Mineralwasser ohne Kohlensäure • Außerdem: 1 kleine Flasche (200 ml)

1. In einem Glas den Apfelessig mit dem stillen Mineralwasser mischen.

2. Die Mischung am besten mithilfe eines Trichters in die kleine Flasche füllen.

3. Wird sauber gearbeitet und die Mischung an einem kühlen, dunklen Ort aufbewahrt (Badezimmerschrank), ist sie aufgrund ihres Säuregehalts nahezu unbegrenzt haltbar.

Anwendung Ein Wattepad mit dem Aftershave benetzen und damit über die rasierten Hautstellen streichen.

Hinweis Ein Aftershave mit Apfelessig desinfiziert und beruhigt die Haut am ganzen Körper nach dem Rasieren.

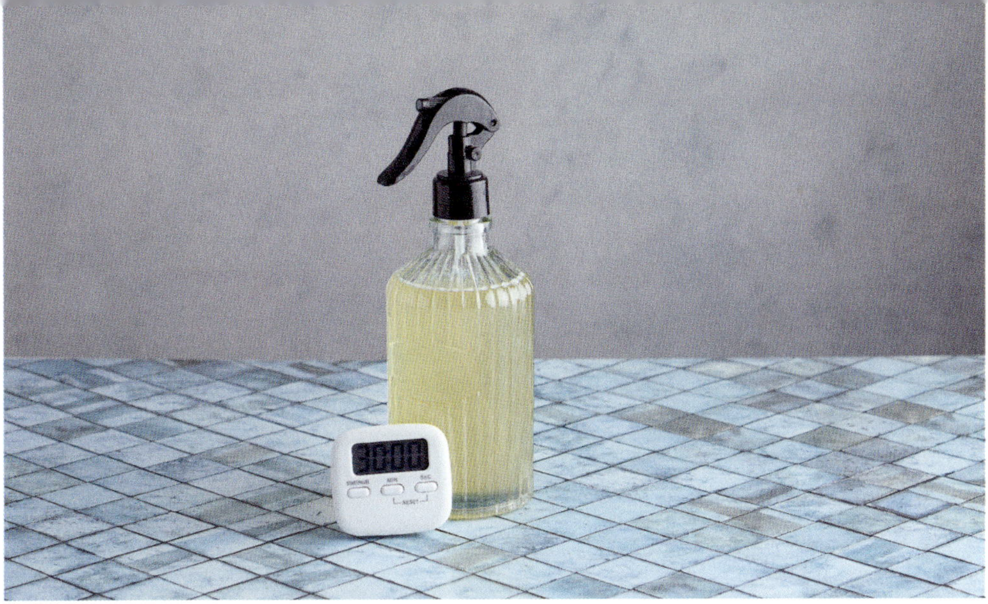

KOPFHAUTKUR

Gegen Schuppen und für eine gesunde Kopfhaut

Für 500 ml Sprühkur • 5 Min. Zubereitung

100 ml Apfelessig, nicht pasteurisiert • 400 ml Mineralwasser ohne Kohlensäure • Außerdem: 1 Sprühflasche (500 ml)

1. In einer Schale Apfelessig und Mineralwasser mischen.
2. Die Mischung am besten mithilfe eines Trichters in eine Sprühflasche füllen.
3. Wird sauber gearbeitet und die Mischung an einem kühlen, dunklen Ort aufbewahrt (Badezimmerschrank), ist sie aufgrund ihres Säuregehalts nahezu unbegrenzt haltbar.

Anwendung Die Mischung scheitelweise auf die Kopfhaut aufsprühen und 30 Min. einwirken lassen. Kopf und Haare gründlich mit klarem Wasser abspülen. Das Ergebnis: Schuppen verschwinden, die Kopfhaut beruhigt sich und das Haar wirkt kräftiger und glänzender.

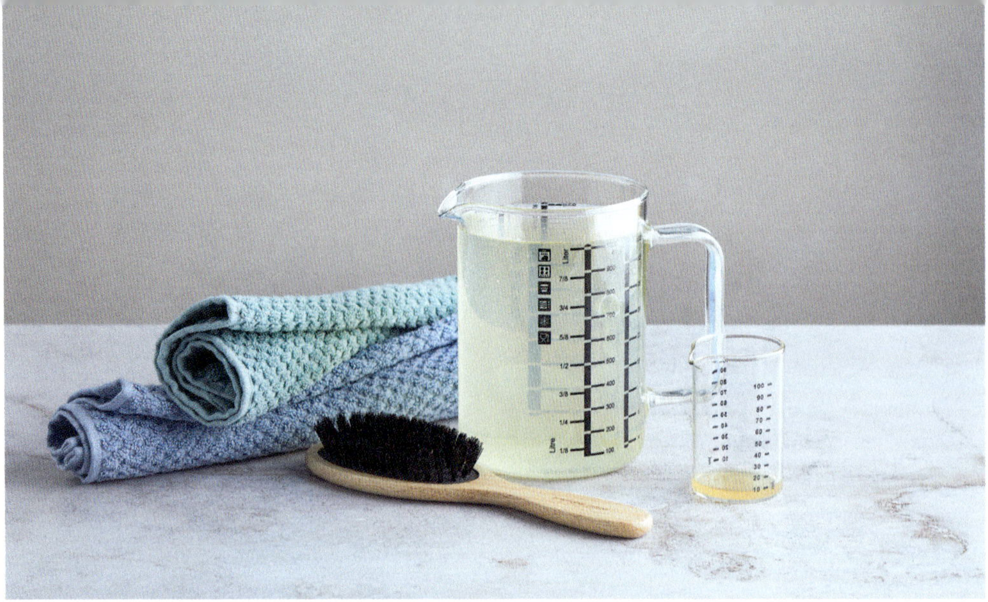

PFLEGESPÜLUNG

Für starkes, kraftvolles Haar

Für 880 ml Pflegespülung • 3 Min. Zubereitung

800 ml Wasser • 80 ml Apfelessig, nicht pasteurisiert • Außerdem: 1 Messbecher (1 Liter)

1. Den Messbecher mit 800 ml lauwarmem Wasser (max. 40 Grad) füllen.

2. Den Apfelessig dazugeben und gut mischen.

Anwendung Die Haare nach dem Waschen mit der Mischung spülen. Anschließend nicht auswaschen. Das Ergebnis: Die Haarstruktur glättet sich und die probiotischen Vitalstoffe stabilisieren das Haar und schenken ihm natürliche Fülle.

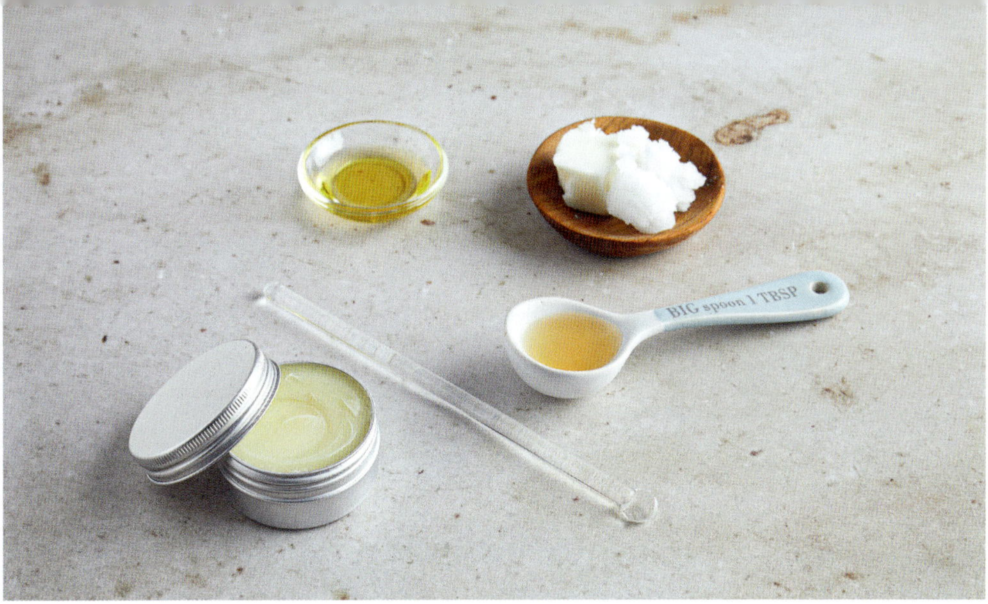

LIPPENPFLEGE

Gegen raue Lippen

Für ca. 40 g Lippencreme • 10 Min. Zubereitung

---

10 g Kokosöl • 10 g Sheabutter • 8 g Jojobaöl • 1 EL Apfelessig, nicht pasteurisiert • Außerdem: 1 kleines Döschen (40 ml)

---

1. Kokosöl und Sheabutter mit dem Jojobalöl in ein kleines Schälchen geben und glatt rühren.

2. Den Apfelessig zu der Ölmischung geben und alle Zutaten gründlich vermischen, sodass eine geschmeidige Creme entsteht.

3. Anschließend die Creme in das Döschen füllen.

Anwendung Mit dem Finger eine kleine Menge von der Lippencreme aufnehmen, auf den Lippen verteilen und gut einmassieren.

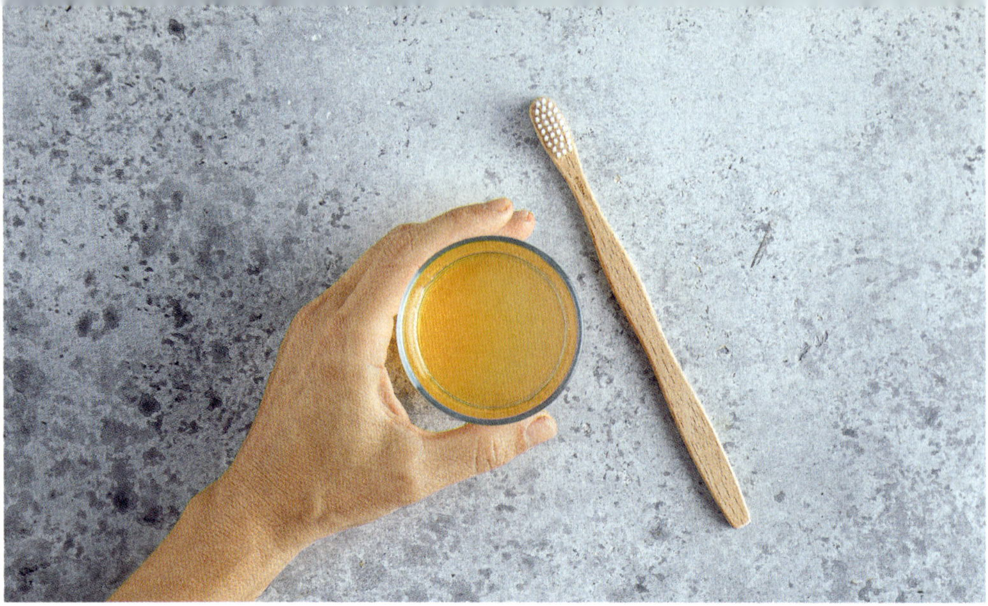

MUNDSPÜLUNG

Für frischen Atem, gegen Zahnfleischbluten, Zahnbelag und Mundgeruch

Für 80 ml Mundspülung • 1 Min. Zubereitung

3 EL Apfelessig, nicht pasteurisiert • 50 ml Wasser

1. Direkt am Waschbecken im Zahnputzbecher Apfelessig und Wasser vermischen und sofort verwenden.

Anwendung Vor dem Zähneputzen und bei Bedarf den Mund mit der Mischung spülen und ein paarmal möglichst lange damit gurgeln. Anschließend noch einmal gründlich mit klarem Wasser nachspülen und -gurgeln.

Hinweis Wenn Sie sich den Mund verbrannt haben, 2 Min. mit 1 EL Apfelessig spülen und ausspucken. Mit klarem Wasser nachspülen.

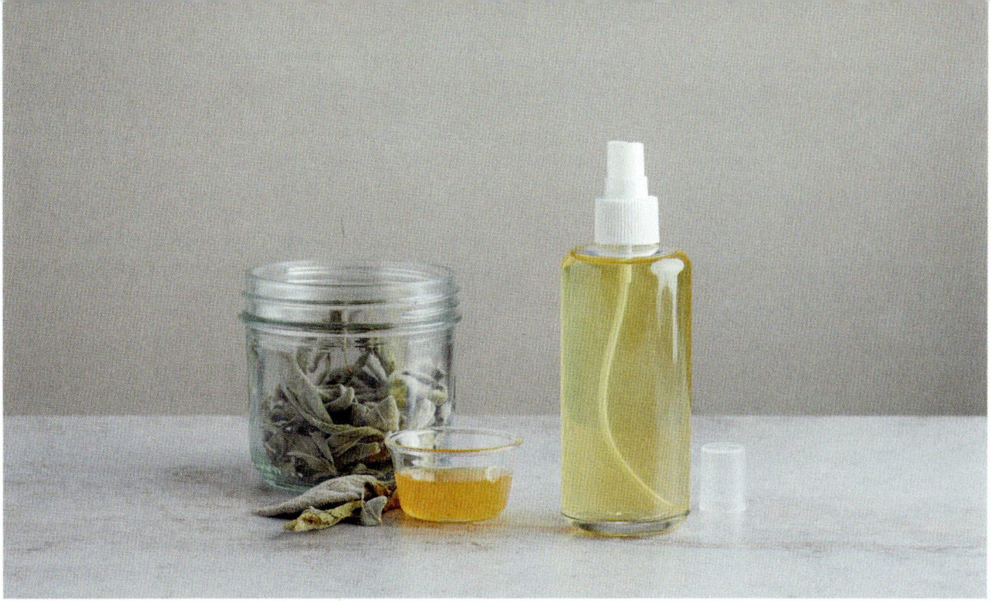

DEODORANT

Zur Schweißreduktion und für einen natürlichen Duft

Für 330 ml Deodorant • 30 Min. Zubereitung

1 EL getrockneter Salbei • 300 ml Wasser • 3 EL Apfelessig, nicht pasteurisiert • Außerdem: 1 Sprühflasche (350 ml)

1. Salbei in einem Topf mit nicht mehr kochendem Wasser übergießen, 10 Min. ziehen lassen. Den Sud durch ein Sieb abgießen und weiter abkühlen lassen.
2. Den Apfelessig hinzufügen, umrühren und die Mischung in eine Sprühflasche geben.
3. Wird sauber gearbeitet und das Deo an einem kühlen, dunklen Ort aufbewahrt (Badezimmerschrank), ist es aufgrund seines Säuregehalts nahezu unbegrenzt haltbar.

Anwendung Sprühen Sie das Deodorant unter Ihre Achseln, wann immer Sie eine kleine Erfrischung brauchen. Statt zu sprühen, können Sie auch einen Wattepad mit dem Deo tränken und Ihre Achselhöhlen damit einreiben.

Hinweis Anstelle des Salbeisuds können Sie auch reines Wasser verwenden.

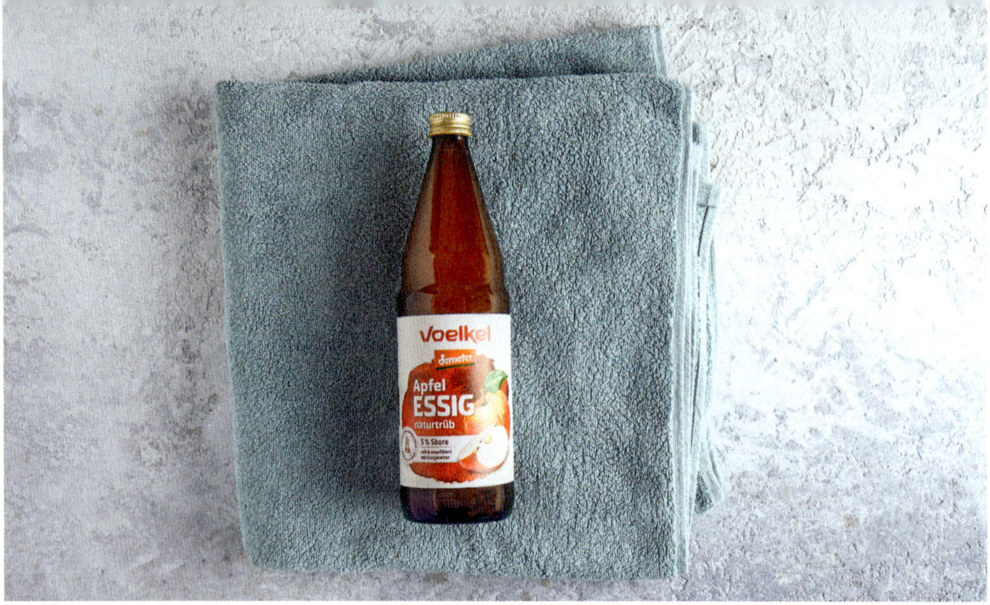

BADEZUSATZ

Für ein gesundes Mikrobiom auf der gesamten Hautoberfläche

Für 1 Vollbad (ca. 150 l) • 1 Min. Zubereitung

750 ml Apfelessig, nicht pasteurisiert

1. Der Apfelessig dient als Badezusatz. Das Verhältnis von Essig zu Wasser sollte ca. 1 : 20 betragen.

Anwendung Die Wanne voll Wasser laufen lassen. Das Wasser sollte angenehm, aber nicht zu heiß sein, um die Wirkstoffe im Apfelessig nicht zu stark zu beeinträchtigen. Geben Sie den Apfelessig ins Badewasser und steigen Sie in die Wanne. Baden Sie mindestens 15 Min. lang.

Hinweis Warum tauchen Sie nicht auch gleich Ihre Haare ins Badewasser?

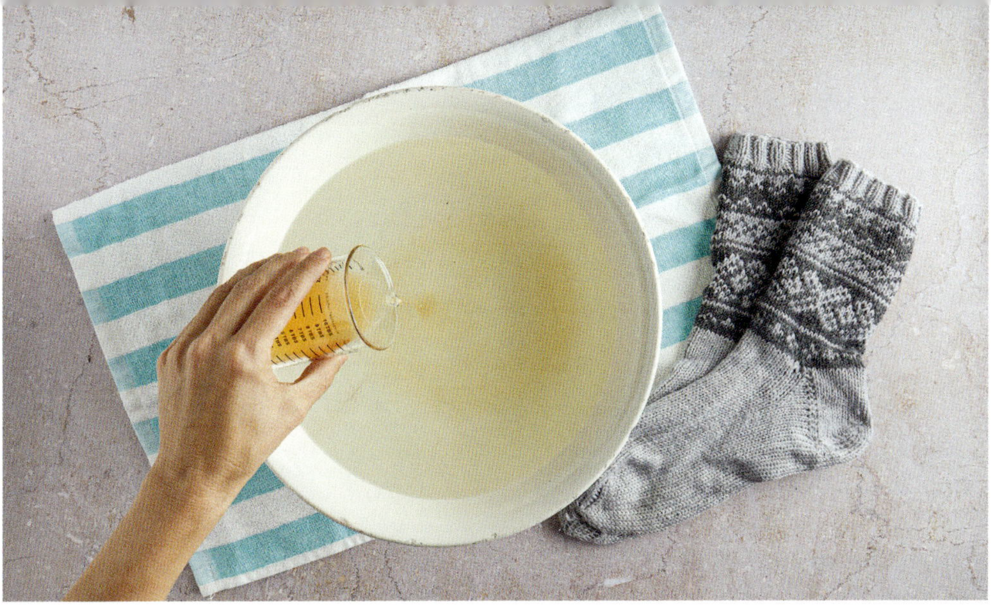

FUSSBAD

Für eine gute Durchblutung, gegen Fußpilz und starkes Hornhautwachstum

Für 1 Fußbad (ca. 5 l) • 1 Min. Zubereitung

100 ml Apfelessig, nicht pasteurisiert

1. Den nicht pasteurisierten Apfelessig pur als Zusatz für ein Fußbad verwenden.

Anwendung Apfelessig in ein kleines Wännchen mit warmem Wasser (max. 40 Grad) geben. Die Füße 10 Min. in der Mischung baden und anschließend mit einem Handtuch abtrocknen. Danach in in saubere Strümpfe schlüpfen.

Hinweis Wenn Sie wegen kalter Füße öfter Fußbäder nehmen, geben Sie immer einen Schuss Apfelessig dazu.

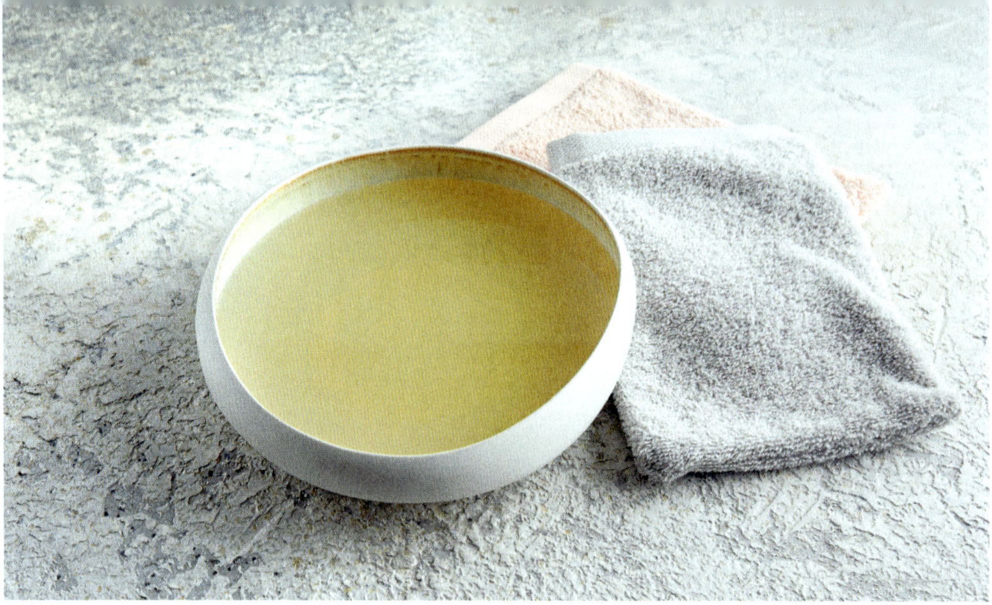

WASCHUNG

Gegen Juckreiz und für eine bessere Durchblutung

Für 1 Waschung • 1 Min. Zubereitung

---

100 ml Apfelessig, nicht pasteurisiert • 1 Liter Wasser • Außerdem: 1 Waschlappen

---

1. Das Wasser auf maximal 40 Grad erwärmen.

2. In einer Schüssel den Apfelessig mit dem lauwarmen Wasser mischen.

Anwendung Bei juckenden Beinen einen Waschlappen in die Mischung tauchen und die Beine mehrmals langsam damit abwaschen. Bei der Behandlung anderer juckender Stellen den getränkten Waschlappen langsam im Uhrzeigersinn bewegen.

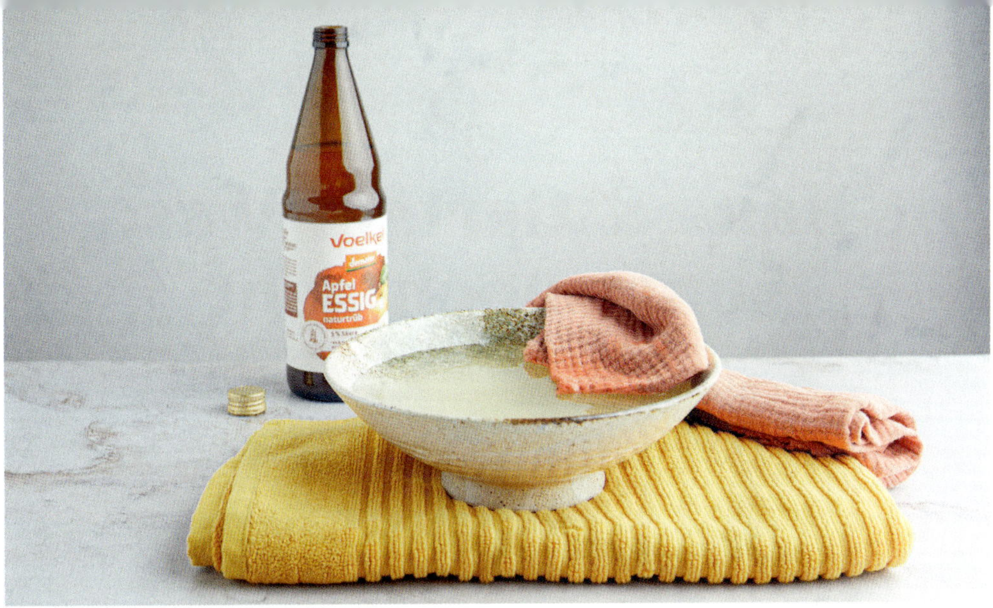

WADENWICKEL

Gegen Fieber

Für 1 Anwendung • 1 Min. Zubereitung

100 ml Apfelessig, nicht pasteurisiert • 1 Liter Wasser • Außerdem: 2 Stoffwindeln • 2 Handtücher (ca. 50 × 100 cm)

1. In einer Schüssel Apfelessig und Wasser mischen.
2. Stoffwindeln in die Schüssel tauchen und mit dem Apfelessig-Wasser-Gemisch tränken. Anschließend leicht auswringen, sodass sie nicht mehr tropfen.

Anwendung Zum Schutz eine wasserfeste Unterlage (zum Beispiel einen aufgeschnittenen Müllbeutel) auf die Matratze legen. Nun zuerst die getränkten Stoffwindeln, dann die Handtücher um die Waden wickeln. Die Wickel so lange belassen, bis sie die gleiche Temperatur haben wie die Beine. Den Vorgang so oft wiederholen, bis das Fieber zurückgeht.

Haus & Garten: Was sonst noch geht

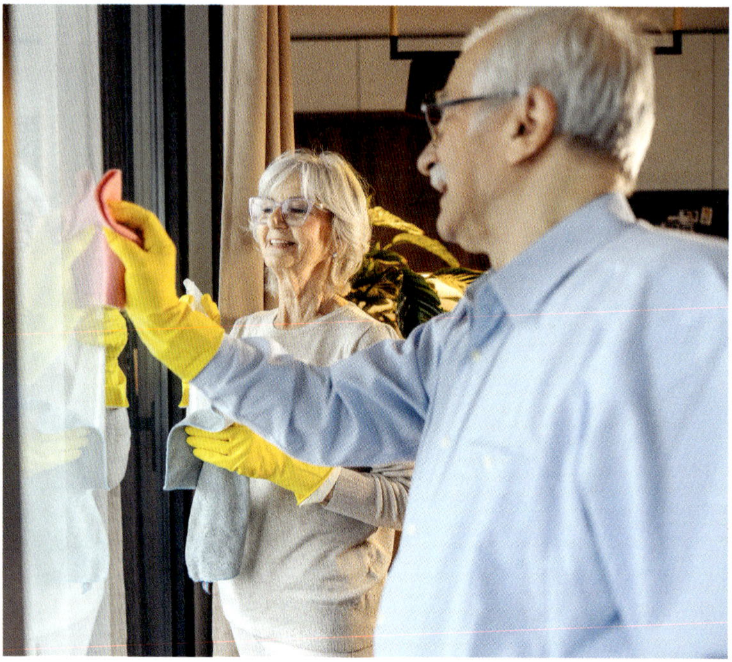

In Haus und Garten entfaltet der Apfelessig seinen klassischen Nutzen bei der Reinigung von Küche und Bad, von Fenstern und Böden, aber auch bei der Entfernung von Kalk, Rost und Flecken. Er ist eine ganzheitliche Alternative zum Desinfizieren und kann im Garten sogar das Unkraut aus Wegesritzen vertreiben.

Biologischer Hausputz

Apfelessig reinigt und nährt nicht nur Darm und Haut, das vielseitige Lebensmittel ist auch ein effektives und umweltfreundliches Putzmittel. Hier kann er besonders mit seinen antibakteriellen und desinfizierenden »Nebenwirkungen« punkten.
Wenn Sie Apfelessig zum Reinigen verwenden möchten, sollten Sie ihn am besten im Verhältnis 1 : 1 mit Wasser mischen. In dieser Verdünnung ist er vor allem für empfindliche Textilien, Oberflächen und Gegenstände geeignet. Bei hartnäckigen Flecken können Sie ihn auch unverdünnt auftragen (siehe Tipp rechts). Nach der Anwendung sollte die behandelte Stelle gründlich mit klarem Wasser nachgewischt werden, um eventuelle Rückstände zu entfernen.

OBERFLÄCHEN PUTZEN

Mithilfe von Apfelessig werden viele Oberflächen im Haushalt wieder schön sauber. Da er antibakteriell wirkt, eignet er sich hervorragend für Arbeitsflächen, Küchenschränke und so weiter (Mischverhältnis siehe oben). Verwenden Sie ihn jedoch niemals auf Marmor, Naturstein, Schiefer oder Granit, da die Säure des Essigs diese Materialien beschädigt! Bei Haushaltsoberflächen aus anderen Materialien ist der Apfelessig jedoch eine gute Alternative zu chemischen Mitteln.

Tipp

Bevor Sie mit Apfelessig putzen, sollten Sie den natürlichen Reiniger zuerst an einer unauffälligen Stelle testen. Auf diese Weise stellen Sie sicher, dass keine Oberflächen beschädigt werden. Und auch, wenn der naturtrübe, nicht pasteurisierte Apfelessig viel sanfter wirkt als konzentrierte Essigessenz, sollten Sie darauf achten, dass Sie beim Arbeiten mit diesem natürlichen Hausmittel Handschuhe tragen, um Ihre Hände vor der Säure zu schützen.

KÜCHENZUBEHÖR REINIGEN

In der Küche können Sie auch Utensilien wie Schneidebretter oder Kochlöffel aus Holz mit einer Apfelessig-Wasser-Lösung reinigen und desinfizieren, die am besten ein Mischverhältnis von 1 : 2 haben sollte. Befeuchten Sie einen Schwamm damit und reiben Sie Bretter oder Löffel gründlich ein. Lassen Sie die Mischung kurz einziehen und spülen Sie die Gegenstände unter fließendem Wasser ab, damit die Säure das Holz nicht angreift.
Mit ein wenig Essig lässt sich oft auch Eingebranntes prima aus Töpfen entfernen.

KÜHLSCHRANK PUTZEN

Der Kühlschrank lässt sich ebenfalls gut mit Apfelessig säubern. Dies hat den Vorteil, dass

Ihr Essen nicht in Kontakt mit chemischen Reinigungssubstanzen kommt. Wischen Sie die Oberflächen mit einer Mischung aus Apfelessig und Wasser (Verhältnis 1 : 1) ab, um Fett und Essensreste zu entfernen. Der Apfelessig sorgt für strahlende Sauberkeit und einen frischen Duft.

BÖDEN UND FLIESEN WISCHEN

Apfelessig eignet sich nicht nur für die Reinigung der Oberflächen im Haushalt, sondern auch zum Wischen der Fußböden. Geben Sie 50 Milliliter Apfelessig in einen 5-Liter-Eimer mit warmem Wasser und wischen Sie damit Ihre Böden. Besonders gut eignet sich diese Methode für Fliesen, Linoleum und versiegelte Holzböden. Der Apfelessig entfernt den Schmutz und lässt die Böden wieder glänzen.
Achtung: Für die Reinigung von Natursteinböden und Marmor ist Apfelessig nicht geeignet. Auch bei Fugen ist Vorsicht geboten.

TOILETTE PUTZEN

Um Ihre Toilette zu reinigen, brauchen Sie keinen kommerziellen WC-Reiniger. Mit purem Apfelessig wird die Toilette mindestens genauso gut sauber. Gießen Sie eine Tasse Apfelessig in die Toilettenschüssel und lassen Sie den Essig mindestens 30 Minuten (noch besser über Nacht) einwirken. Danach die Toilettenschüssel gründlich mit der Klobürste schrubben, Spülung betätigen – fertig! Der Essig entfernt zuverlässig Kalk- und Urinsteinablagerungen und lässt sogar üble Gerüche verschwinden *(siehe auch Seite 117)*.

FENSTER PUTZEN

Sogar beim Fensterputzen ist Apfelessig der richtige Partner für klaren Durchblick ohne Streifen: Mischen Sie Apfelessig in einer Sprühflasche im Verhältnis 1 : 1 mit Wasser. Schütteln Sie die Mischung gut durch und besprühen Sie Ihre Glasflächen wie Fenster, Spiegel und Tische damit. Wischen Sie anschließend mit Küchenpapier nach.

KALK, SCHIMMEL UND ROST ENTFERNEN

Um Kalk und Rost von Oberflächen zu entfernen, füllen Sie eine 1-Liter-Sprühflasche mit Wasser und geben 3 Esslöffel Apfelessig hinzu. Sprühen Sie die verkalkten Flächen oder verrosteten Stellen mit der Lösung ein und lassen Sie sie 15 Minuten einwirken. Spülen Sie die Flächen und Stellen anschließend mit klarem Wasser ab und wischen Sie sie mit einem Tuch trocken.
Besonders in Regionen mit hartem (stark kalkhaltigem) Wasser verkalken viele Haushaltsgeräte wie der Wasserkocher, die Kaffee-, Spül- und Waschmaschine oder das Bügeleisen recht schnell. Zum Entkalken dieser Geräte können Sie ebenfalls auf den umwelt-

freundlichen Apfelessig zurückgreifen. Ihre Waschmaschine können Sie folgendermaßen pflegen: Für eine kalkfreie Waschmaschine empfehle ich, 50 Milliliter Apfelessig ins Weichspülerfach der Waschmaschine zu geben. Dadurch beugen Sie gleichzeitig einer Schimmelbildung vor.

SCHUHE PUTZEN

Sollten Ihre (Kunst-)Lederschuhe Flecken haben, können Sie ein wenig Apfelessig auf ein weiches Tuch geben und damit über die Flecken fahren. Dadurch verschwinden nicht nur die Flecken, auch das Leder bekommt einen schönen Glanz. Für ein perfektes Ergebnis können Sie die Schuhe noch polieren und gegebenenfalls mit Lederfett einreiben.

FLECKEN BESEITIGEN

Bei Flecken auf Teppich, Sofa, Sessel und sogar Kleidungstücken ist Apfelessig ein echter Geheimtipp. Die Säure im Essig dringt ins Gewebe ein und beseitigt den Schmutz ganz ohne Chemie. Stellen Sie dazu eine Mixtur aus 1 Esslöffel Salz und 3 Esslöffeln Apfelessig her und tragen Sie sie auf die schmutzigen Stellen auf. (Bei größeren Flecken können Sie die Menge entsprechend anpassen.) Lassen Sie die Mischung ca. 20 Minuten einwirken und bürsten Sie sie anschließend gründlich aus. Spülen Sie mit klarem Wasser nach und lassen Sie die Stellen trocknen.

MÜLLEIMER UND MÜLLTONNE REINIGEN

Hin und wieder müssen Mülleimer und Mülltonne gereinigt werden und auch dabei leistet der Apfelessig beste Dienste. Denn er reinigt die Müllbehälter nicht nur, sondern desinfiziert sie auch gleich und lässt außerdem üble Gerüche verschwinden. Die Anwendung ist denkbar einfach: Mischen Sie Apfelessig und Wasser zu gleichen Teilen und benutzen Sie diese Lösung zum Reinigen von Eimer und Tonne.

GERÜCHE VERTREIBEN

Auch überall sonst, wo üble Gerüche entstehen, ist Apfelessig das Mittel der Wahl: Mischen Sie den Apfelessig in einem Verhältnis von 1 : 2 mit Wasser und füllen Sie diese Mischung in eine Sprühflasche. Besprühen Sie damit die betroffenen Gegenstände wie Schuhe, Koffer oder Schubladen und (Kühl-)Schränke. Der Essig neutralisiert zuverlässig alle unangenehmen Gerüche.

Tipp

Wenn Sie Apfelessig nicht nur mit Wasser verdünnt trinken, sondern auch im Haushalt verwenden möchten, sollten Sie ihn am besten gleich im 5-Liter-Kanister kaufen, was viele Hersteller anbieten.

Desinfizieren

Das Saubermachen mit Apfelessig ist äußerst praktisch, denn die Reinigung bewirkt gleichzeitig auch eine Desinfektion, da der Apfelessig antiseptische Eigenschaften besitzt. Antiseptika sind Wirkstoffe, die Viren, Bakterien und Pilze abtöten. Als wahrer Allrounder wirkt der Apfelessig eben nicht nur im Darm und auf der Haut, sondern auch als Putzmittel antiseptisch. Damit bietet er einen gewissen Schutz vor gesundheitsschädlichen Einflüssen, hat aber nicht die Bandbreite eines speziell hergestellten Desinfektionsmittels. Dennoch gibt es Bereiche, in denen sich das Desinfizieren mit Apfelessig lohnt – vor allem wenn Sie auf Chemikalien lieber verzichten möchten.

ZAHNBÜRSTE

Apfelessig ist ein probates Mittel, um Bakterien und Kalk zu entfernen *(siehe Seite 116)*. Stecken Sie Ihre Zahnbürste dazu kopfüber in ein schmales Glas mit einer Apfelessig-Wasser-Lösung im Verhältnis 1 : 2, sodass der gesamte Bürstenkopf bedeckt ist. Lassen Sie die Lösung 15 Minuten lang einwirken. Bitte beachten Sie: Reinigen Sie Ihre Zahnbürste niemals mit purem Essig. Sie wird auf diese Weise zwar gründlich desinfiziert, durch die Säure aber auch geschädigt, was ihre Putzwirkung beeinträchtigt.

OBST UND GEMÜSE

Bei Obst und Gemüse aus konventionellem Anbau wird vor allem die Schale während des Anbaus mit Chemikalien behandelt. Mit einer Mischung aus Apfelessig und Wasser im Verhältnis 1 : 2 können Sie bei Produkten, die Sie mit Schale verzehren möchten, vor dem Essen letzte Rückstände beseitigen.

WUNDEN

Dank seiner antibakteriellen und entzündungshemmenden Wirkung kann Apfelessig sogar zur Desinfektion von Schnitt- und Schürfwunden eingesetzt werden. Tauchen Sie dazu ein steriles Tuch in unverdünnten Apfelessig und betupfen Sie damit vorsichtig die Wunde. Es brennt, aber es wirkt!

Giftfrei Unkraut entfernen

Ein praktischer Helfer ist Apfelessig auch rund ums Haus, denn damit lässt sich störendes Unkraut im Garten ohne Gift beseitigen: Sprühen Sie eine Mischung aus Apfelessig und Wasser im Verhältnis 1 : 5 auf unliebsame Pflänzchen, die sich zwischen den Steinen von Gehwegen oder Bordsteinkanten breitmachen. Beseitigen Sie Unkraut im Garten sonst bitte nicht damit. Das meiste Pflanzengrün ist nämlich gar kein Unkraut, sondern unsere beste Nahrung, zum Beispiel als Zutat zum (grünen) Smoothie.

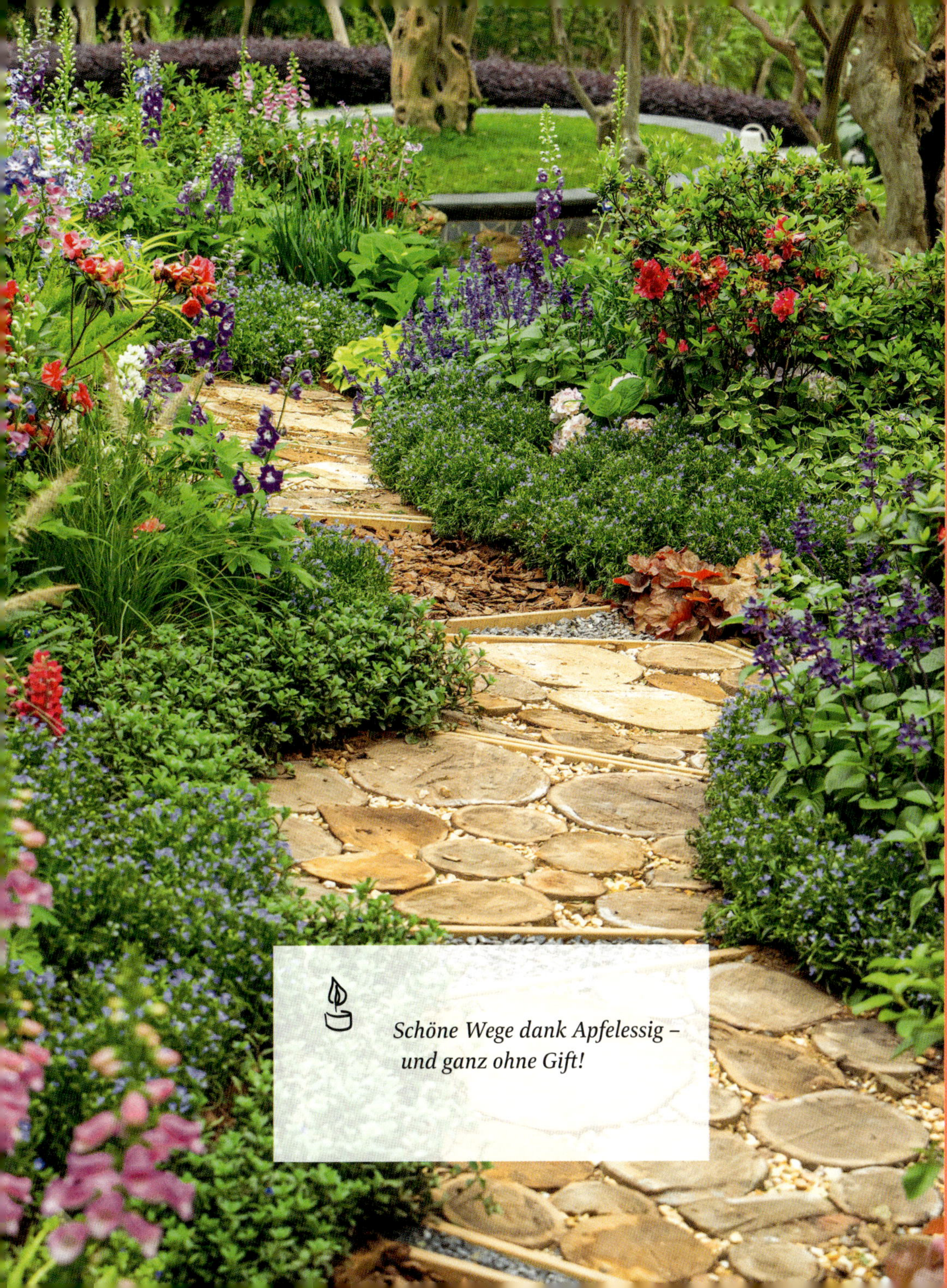

Schöne Wege dank Apfelessig – und ganz ohne Gift!

Der gesunde Dreiklang

Ernährung hat für mich schon immer viel mit Neugier und Experimentierfreude zu tun. So bin ich auf den Dreiklang aus grünen Smoothies, Staudenselleriesaft und Apfelessig-Wasser gestoßen.

Ich bin jetzt seit fast 20 Jahren »Ernährungsinnovator«. Im Laufe dieser Zeit konnte ich die Ernährung vieler Menschen beobachten, war aber auch selbst mein bestes Forschungsobjekt. Und ich war immer wieder überrascht, dass es beim Thema Ernährung kein Ende gibt, kein allgemeingültiges »Richtig« oder »Falsch«. Heute ist Ernährung für mich der Prozess, darauf zu achten, was mein Körper zu einem bestimmten Zeitpunkt braucht und was ich ihm nicht zumuten sollte. Ernährung hat daher etwas mit Abenteuerlust zu tun und es gibt für mich nichts Aufregenderes als »die Jagd nach dem supergrünen Geschmack«.

ERNÄHRUNG ALS CHEFSACHE

Der Geschmack prägt uns seit frühester Kindheit. Was uns schmeckt, lernen wir im Elternhaus und in der frühkindlichen sozialen Umgebung. Aber zum Glück sind wir auch frei, die Ernährung in die eigene Hand zu nehmen und zu erkunden, was uns guttut. Machen deshalb auch Sie Ihre Gesundheit zur Chefsache! Ernähren Sie sich ab sofort so, wie es Ihr Körper braucht, um Ihnen Glück, Gesundheit und Wohlbefinden zu schenken.
Stellen Sie sich dazu die entscheidende Doppelfrage: Bekommt mein Körper genügend Nährstoffe? Bekommt er die Probiotika, die er braucht, damit diese Nährstoffe verdaut werden können und in den Zellen ankommen? Dabei gilt es zunächst, einen wichtigen Ernährungsgrundsatz zu beachten: Lebendige Mikroorganismen und Nährstoffe bekommt der Körper nur dann in vollem Umfang, wenn die Nahrung nicht durch Erhitzen beschädigt wurde. Essen Sie deshalb so viel Rohkost wie möglich – Sie werden den Unterschied bald spüren! Um die bakterielle Mikrokultur im Darmmikrobiom an einen höheren Rohkostanteil anzupassen, können die Probiotika im naturtrüben, nicht pasteurisierten Apfelessig nützen. Sie können helfen, Rohes besser zu vertragen und zu verstoffwechseln.

TON 01: GRÜNE SMOOTHIES

Als ich 2006 mit den grünen Smoothies in Kontakt kam, hat mir dies eine ganz neue

Welt eröffnet: das Pflanzengrün! In den grünen Pflanzen (die überall um uns herum wachsen und größtenteils essbar sind wie im Übrigen auch die Blätter vieler Bäume) sind alle Nährstoffe vorhanden, die der Körper braucht – Vitamine, Mineralien, Fette, Aminosäuren, Spurenelemente, sekundäre Pflanzenstoffe und vor allem der grüne Farbstoff, das Chlorophyll. Je wilder die Pflanzen wachsen, desto höher ist der natürliche Nährstoffgehalt. Wenn Sie frisches Pflanzengrün im Verhältnis 1 : 1 mit reifem Obst im Hochleistungsmixer pürieren und davon 1 Liter über den Tag verteilt trinken, haben Sie bereits ein stabiles Fundament für das Haus Ihrer Gesundheit gelegt. Und das Beste daran ist: So ein grüner Smoothie schmeckt auch noch richtig lecker!

TON 02: SELLERIESAFT

Um im Bild vom Gesundheitshaus zu bleiben, sorgt der Staudenselleriesaft auf der nächsten Ebene für stabile (Gefäß-)Wände. Seine Inhaltsstoffe, speziell die Salze, putzen unsere Arterien und sorgen dafür, dass das Blut freie Bahn hat. Staudenselleriesaft ist eine gute Gesundheitsvorsorge, da geschmeidige und durchlässige Kapillaren ein wichtiger Aspekt einer guten Gesundheit sind – besonders in den späteren Lebensjahren.

TON 03: APFELESSIG-WASSER

Die Probiotika im Apfelessig können die Rundumversorgung mit lebendigen Nährstoffen sinnvoll ergänzen und Ihr Mikrobiom unterstützen. Sie bilden von innen den Keller (Darm) und von außen das Dach (Haut).

DIE GESUNDHEITSFORMEL

Der gesunde Dreiklang lautet also: ASS – **A**pfelessig-Wasser, **S**taudenselleriesaft, grüner **S**moothie! Alle drei Töne bilden zusammen den harmonischen Grundakkord bester Gesundheit. **ASS pur** – eine ekstatische Hymne auf Wohlbefinden und Glück!

TRINKLIED

Hört ihr Leute nah und fern,
Apfelessig-Wasser trinken alle gern!
Flüstert es leise, schreit es laut:
Nichts ist besser für Darm und Haut.
Gesund hält uns auf Dauer
pure Apfelessig-Power!

Service

BÜCHER, DIE WEITERHELFEN

Axt-Gadermann, Michaela
Gesund mit Darm. Fitter, gelassener und jünger mit dem richtigen Mikrobiom
Südwest Verlag

Bunting, Philip
Die große Welt der Winzlinge: Alles über Bakterien, Viren und Pilze (für Kinder)
Penguin Verlag

Enders, Giulia
Darm mit Charme: Alles über ein unterschätztes Organ
Ullstein Verlag

Guth, Christian; Hickisch, Burkhard
Superfood Smoothies: Vitalstoff-Power für mehr Energie
Gräfe und Unzer Verlag

Hardmuth, Thomas
Mikrobiom und Mensch: Die Bedeutung der Mikroorganismen und Viren in der Medizin, Evolution und Ökologie – Wege zu einer systemischen Perspektive
Salumed Verlag

Hickisch, Burkhard
Selleriesaft: Mit dem grünen Power-Paket entgiften, die Abwehrkräfte stärken und das Hautbild verbessern
Gräfe und Unzer Verlag

Hickisch, Burkhard
Green Power: Mit grünen Smoothies körperlich fit, emotional ausgeglichen, geistig klar
Gräfe und Unzer Verlag

Opfermann, Lara
Hallo Psyche, hier ist dein Darm: Mit der Nervennahrungs-Methode Burnout, Depression und andere psychische Erkrankungen angehen
Gräfe und Unzer Verlag

Pollack, Gerald
Wasser – viel mehr als H_2O: Bahnbrechende Entdeckung: Das bisher unbekannte Potenzial unseres Lebenselements
VAK Verlag

Schänzler, Nicole; Beigel, Florian
Superorgan Mikrobiom: Der Darm als Schlüssel zu Gesundheit und längerem Leben
Gräfe und Unzer Verlag

Wenzel, Melanie
Naturheilmittel selbst gemacht: Heilpflanzenrezepte aus der Naturapotheke
Gräfe und Unzer Verlag

Zschocke, Anne Katharina
Darmbakterien als Schlüssel zur Gesundheit: Neueste Erkenntnisse aus der Mikrobiom-Forschung.
Knaur Verlag

ADRESSEN, DIE WEITERHELFEN

www.burkhard-hickisch.de
Website des Autors, unter anderem mit Infos über innovative Ernährung und das Rhythmisieren von Wasser, Säften und grünen Smoothies.

www.rhythmixx.ch
Website des Autors und Partner: Herstellung von lebendigem Wasser durch Rhythmisieren mit der Rhythmixx®.

www.voelkel.bio
Homepage der Bio-Safterei mit ausführlichen Informationen zum Unternehmen und seinen Produkten, unter anderem dem Apfelessig.

www.borislauser.com
Seminare und Kurse rund um die rohköstliche Küche.

www.biowaterworld.com
Wasserenergetisierung mit dem Aqua Biolight.

www.st-leonhards-akademie.de
Eine gute Quelle für Informationen rund ums Wasser.

www.gruenesmoothies.de
Für alles, was man zur Herstellung von grünen Smoothies braucht: Mixer, Entsafter und viele Rezepte.

www.keimling.de
Die ganze Breite der Rohkost (inklusive des nötigen Zubehörs).

www.rohvolution-messe.de
Vitalkostmesse mit breitem Rohkostangebot.

www.veggieworld.eco
Messe rund um den pflanzlichen Lebensstil.

www.zentrum-der-gesundheit.de
Infos zu einer breiten Palette von Themen rund um die Ernährung und die allgemeine Gesundheit.

www.die-wurzel.de
Homepage des Rohkostmagazins mit Onlineshop.

www.dge.de
Internetpräsenz der Deutschen Gesellschaft für Ernährung e. V. mit vielen Infos rund um die gesunde Ernährung.

www.veganstart.de
Das 30-Tage-Programm von PETA mit vielen Infos und Rezepten.

pubmed.ncbi.nlm.nih.gov
Englischsprachige Metadatenbank mit Referenzen auf medizinische Artikel unter anderem zum Thema Apfelessig.

www.verbraucherzentrale.de
Hier finden Sie einen Überblick über deutschsprachige Studien zum Thema Apfelessig.

www.loonaskincare.de
Wunderbare Naturhaarseifen als optimale Ergänzung zur Apfelessig-Kopfhautkur.

www.consideraction.de
Oliver Henning bietet klärende Interaktionen zu privaten und beruflichen Anliegen.

Sach- und Rezeptregister

SACHREGISTER

U/V/W

REZEPTREGISTER

REZEPTHINWEIS

Wie Sie es von GU-Rezepten gewohnt sind, haben wir auch in diesem Buch versucht, Lebensmittel in handelsüblichen Mengen zu verwenden, die beim Kochen vollständig aufgebraucht werden. Leider war dies nicht immer möglich, was der Thematik geschuldet ist. Wir bitten daher um Verständnis, wenn bei der Zubereitung der Rezepte gelegentlich Reste verbleiben.

BILDNACHWEIS

Cover und Illustrationen: GU/Nina Tiefenbach/Kombinatrotweiss
Rezeptshooting: GU/Stockfood Studios/Tina Engel
©Voelkel: S. 10, 20, 21, U4; Adobe Stock: S. 5_1 (Wh.), 65, 68, 114, 119; BIOLIGHT-Wasser: S. 46 (2); Diane Durongpisitkul: S. 49; Getty Images: Innenklappe vorn rechts; GU-Archiv/Klaus Arras: Innenklappe hinten (2); iStockphoto: S. 2_2 (Wh.), 8, 13, 22, 32, 98; Michael Mordo: S. 18 (2); Privat: S. 66; Sana Juicer: U3; Stocksy: S. 2_1 (Wh.), 52; Martina Vollbrecht: S. 6, 126

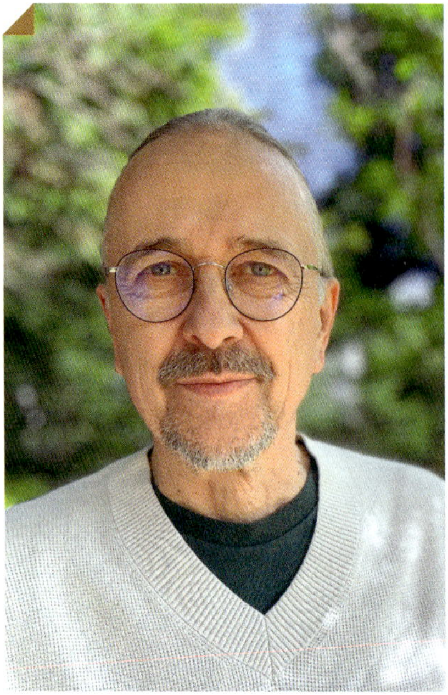

ZUM AUTOR

Burkhard Hickisch bezeichnet sich selbst als »Ernährungsinnovator«. Er ist Experte für pflanzenbasierte Nahrung und möchte mit seinen Büchern die Öffentlichkeit für die gesunden Vorteile einer »grünen« Ernährung begeistern. Der Apfelessig passt hervorragend in sein Portfolio, denn die enthaltenen Probiotika sind für ihn die optimale Ergänzung zu grünen Smoothies und Selleriesaft.

Weitere Bücher des Autors:

- Grüne Smoothies
- Superfood-Smoothies
- Green Power
- Selleriesaft

Besuchen Sie Burkhard Hickisch auf:

DIE BÜCHERMENSCHEN HINTER DEM PROJEKT

Verlagsleitung: Eva Dotterweich
Projektleitung: Franziska Daub
Lektorat: Andrea Panster
Bildredaktion: Simone Hoffmann
Rezepte: Burkhard Hickisch, Boris Lauser
Cover und Umschlaggestaltung: ki36 Editorial Design, München, Sabine Skrobek, Petra Schmidt
Layout: ki36 Editorial Design, München, Bettina Stickel
Satz: Christopher Hammond
Herstellung: Petra Roth
Reproduktion: Medienprinzen, München
Druck & Bindung: Firmengruppe Appl, Wemding

Grillparzerstraße 8, 81675 München

www.gu.de/kontakt | hallo@gu.de

1. Auflage 2025, ISBN: 978-3-7589-0005-1

Ein besonderes Dankeschön geht an die Bio-Safterei Voelkel für die Unterstützung dieses Titels. www.voelkel.bio

WICHTIGER HINWEIS

Die Gedanken, Methoden und Anregungen in diesem Buch stellen die Meinung bzw. Erfahrung des Verfassers dar. Sie wurden vom Autor nach bestem Wissen erstellt und mit größtmöglicher Sorgfalt geprüft. Sie bieten jedoch keinen Ersatz für persönlichen kompetenten medizinischen Rat. Jede Leserin, jeder Leser ist für das eigene Tun und Lassen auch weiterhin selbst verantwortlich. Weder Autor noch Verlag können für eventuelle Nachteile oder Schäden, die aus den im Buch gegebenen praktischen Hinweisen resultieren, eine Haftung übernehmen.

G|U

LIEBE LESERIN, LIEBER LESER,

wie wunderbar, dass Sie sich für ein Buch von GU entschieden haben! In unserem Verlag dreht sich alles darum, mit gutem Rat Ihr Leben schöner, erfüllter und einfacher zu machen. Unsere Autorinnen und Autoren sind echte Expertinnen und Experten auf ihren Gebieten, die ihr Wissen mit viel Leidenschaft mit Ihnen teilen. Und unsere erfahrenen Redakteurinnen und Redakteure stecken viel Liebe und Sorgfalt in jedes Buch, um Ihnen ein Leseerlebnis zu bieten, das wirklich besonders ist. Qualität steht bei uns schon seit jeher an erster Stelle – jedes Buch ist von Büchermenschen für Buchbegeisterte gemacht, mit dem Ziel, Ihr neues Lieblingsbuch zu werden.

Ihre Meinung ist uns wichtig, und wir freuen uns sehr über Ihr Feedback und Ihre Empfehlungen – sei es im Freundeskreis oder online.

Viel Spaß beim Lesen und Entdecken!

PS: Hier noch mehr GU-Bücher entdecken: www.gu.de

FÜR DIE UMWELT

Dieses Buch wurde auf PEFC-zertifiziertem Papier aus nachhaltiger Waldwirtschaft gedruckt.
Aus Liebe zur Natur verwenden wir leichtes Papier.

WERDEN SIE TEIL DER GU-COMMUNITY!

Sie und Ihre Familie, Ihr Haustier, Ihr Garten oder einfach richtig gutes Essen. Egal, wo Sie im Leben stehen: Als Teil unserer Community entdecken Sie die neuesten GU-Bücher als Erstes, Sie genießen exklusive Leseproben und werden mit wertvollen Impulsen und kreativen Ideen bereichert.

Worauf warten Sie? Seien Sie dabei!

www.gu.de/gu-community

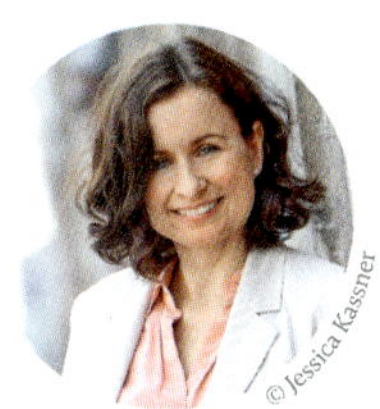

WARUM UNS DAS BUCH BEGEISTERT

Apfelessig ist die gesunde (Neu-)Entdeckung des Jahres! Seine »saure Power« unterstützt den Darm und bringt die Haut zum Strahlen.

Eva Dotterweich, Verlagsleitung